# 优质医疗服务
## 实践与创新

刘敏涓　黄力　主编

**SPM** 南方出版传媒

广东科技出版社｜全国优秀出版社

· 广 州 ·

图书在版编目（CIP）数据

优质医疗服务实践与创新 / 刘敏涓，黄力主编. —广州：广东科技出版社，2020.7

ISBN 978-7-5359-7489-1

Ⅰ. ①优… Ⅱ. ①刘… ②黄… Ⅲ. ①医疗卫生服务—研究—中国 Ⅳ. ①R199.2

中国版本图书馆CIP数据核字（2020）第101062号

**优质医疗服务实践与创新**

Youzhi Yiliao Fuwu Shijian Yu Chuangxin

出 版 人：朱文清

责任编辑：丁嘉凌

装帧设计：友间设计

责任校对：于强强

责任印制：彭海波

出版发行：广东科技出版社

（广州市环市东路水荫路11号 邮政编码：510075）

销售热线：020-37592148 / 37607413

http://www.gdstp.com.cn

E-mail：gdkjzbb@gdstp.com.cn（编务室）

经 销：广东新华发行集团股份有限公司

印 刷：广州市东盛彩印有限公司

（广州市增城区新塘镇太平洋工业区十路二号 邮政编码：511300）

规 格：787mm×1 092mm 1/16 印张11 字数230千

版 次：2020年7月第1版
2020年7月第1次印刷

定 价：98.00元

如发现因印装质量问题影响阅读，请与广东科技出版社印制室联系调换（电话：020-37607272）。

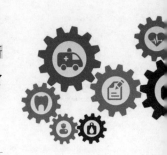

优质医疗服务实践与创新

# 编委会

**主　编**

刘敏涓　黄　力

**副主编**

陈　冰　梁若柽　李　林

**编者**（按姓氏笔画排序）

| | | | | | |
|---|---|---|---|---|---|
| 丁美祝 | 王志远 | 王丽姿 | 王林涛 | 田怀谷 | 匡夏颖 |
| 吕　霞 | 朱跃辉 | 刘　玢 | 刘晓燕 | 刘敏涓 | 苏春宏 |
| 李　林 | 李瑞满 | 何秋毅 | 张晓东 | 陈　冰 | 陈　静 |
| 陈玉梅 | 陈启康 | 林建雄 | 易　黎 | 罗崇彬 | 周少丽 |
| 周玉华 | 周其如 | 项永生 | 段光荣 | 祖晨曦 | 姚丽芬 |
| 黄　力 | 黄炯强 | 梁若柽 | 曾　冰 | 曾沛扬 | 蓝　海 |
| 雷　敏 | 魏丽君 | | | | |

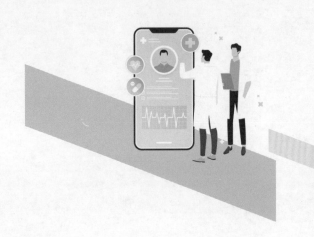

# 序
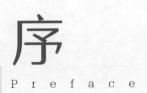

Preface

　　改善医疗服务行动计划是国家卫生健康委员会在全国推行的旨在提高医疗质量、优化服务流程、改善患者体验的专项活动，是国家深化医疗改革的重要内容和举措。活动开展以来，得到广东省政府主管部门的高度重视，全省各级医院的广大医务工作者热烈响应。政府部门精心组织，各级医院踊跃参与，活动中，涌现了许多充满了大爱、充满了智慧、充满了创意的优质医疗服务案例。这些案例涉及医疗人文关怀、流程优化、技术创新等诸多方面，充分体现了广大医务工作者的聪明才智、高度的社会责任感及科学的专业精神。

　　广东省医院协会是广东省医院行业最大的行业协会，本着服务政府、服务会员、服务行业、服务社会的宗旨，受广东省卫生健康委员会的委托，组织了改善医疗服务行动计划的竞赛和评选活动。两年以来，广东省医院协会以材料评审和擂台赛相结合的形式，从几十家医院及数百件案例中评选出一批示范医院和优秀案例。在评审过程中，让人深深地感到每一个参评的作品都凝聚了一线医务人员对本职工作的热爱、对医疗事业的热爱、对患者的热爱。

　　为了使临床一线广大医务人员能共享同行们实践中产生的优秀成果，本书从近几年的参评案例中，精选了30个优秀案例和20家示范医院的材料，经编辑，在原素材的基础上，对标题予以凝练，对文字予以润色，荟聚成册，并以此献给战斗在为患者服务一线的广大医务工作者，供其学习交流、借鉴提高，我以为，书中的每一章都是智慧的，每一段都是亲切的，每一句都是温馨的。

广东省医院协会会长

黄力

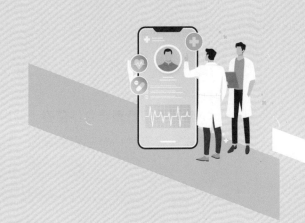

# 前言
## Preface

　　广东省是中国人口大省，经济总量排全国第一，近几年医疗机构诊疗人次占全国十分之一，是名副其实的医疗大省。为此，广东省政府提出建设卫生强省的宏伟规划，加快医疗卫生事业发展，以高水平医院建设为引领，积极争创国家医学中心和区域医疗中心。针对广大患者对医疗服务和就医体验有了更高的要求，各级医院从医院管理的五大核心："文化、流程、制度、组织、计划"着手，推动医院改革，为患者提供可持续性的优质医疗服务。

　　医疗服务与其他服务行业相比，具有其特殊性，如医疗服务的无形性、差异性、易逝性、时效性、连续性及医疗服务中医患关系的不对称性等。医学的工作始终是围绕人的生命与健康进行的，医方所提供的医疗服务产品要通过患者的体验来评价（即患者满意度）。为了更好地服务患者，国家卫生健康委员会（卫健委）从2017年开始在全国范围开展进一步改善医疗服务行动计划的活动。广东省各级医疗机构按照行动计划要求，认真组织实施，省内广大医务工作者积极响应，为此付出了巨大的热情与智慧，在提高医疗服务质量、改善患者诊疗体验等方面取得显著成效。按照《广东省卫生健康委广东省中医药局关于开展2019年广东省改善医疗服务行动计划典型案例和示范医院遴选活动的通知》（粤卫医函〔2019〕23号）要求，经广东省医院协会按遴选流程组织评审，评选出30个典型案例和20家医院作为2019年广东省改善医疗服务行动计划典型案例和示范医院。现将典型案例汇编成册，供同行交流学习、借鉴、推广。

编者

2020年6月

# 目录

Preface

## 01 第一章

### 优化服务流程  改革诊疗模式

第一节  以分时预约优化门诊流程 / 2

第二节  基于床位调配推行住院床位预约服务新模式 / 6

第三节  医护药患一体化乳腺癌日间化疗全程管理模式 / 12

第四节  行政多学科联合诊疗联动机制推进日间手术建设 / 17

第五节  胃肠肿瘤多学科联合诊疗服务 / 23

第六节  脑专科医院多学科联合诊疗模式 / 27

第七节  孕期体验式健康教育促推椎管内分娩镇痛 / 30

第八节  精准临床药学服务管理 / 34

第九节  完善区域妇幼健康管理体系 / 42

## 02 第二章

### 着力技术整合  开展多学科合作

第一节  创建腹膜透析"广州模式" / 48

第二节  麻醉主导推进加速康复外科建设 / 54

第三节  构建重症孕产妇急救管理体系 / 60

第四节  心血管外科无输血手术实践 / 66

## 03 第三章

### 拓展信息平台　打造智慧医疗

第一节　构建智慧临床输血闭环管理系统　/ 72

第二节　"互联网＋智慧医疗"打造医疗服务新模式　/ 78

第三节　搭建远程智慧医疗　/ 83

第四节　微信公众号药学服务平台的构建与运营　/ 86

第五节　智慧医疗改善患者就医体验　/ 89

## 04 第四章

### 推进健康管理　推崇人文关怀

第一节　"互联网＋医养结合"助力健康居家养老　/ 96

第二节　为老年患者提供延伸医疗服务　/ 100

第三节　运用目标管理降低住院患者跌倒发生率　/ 108

第四节　做有温度的精神卫生专科机构　/ 113

第五节　中医梦从中医护理大讲堂开始　/ 118

第六节　传承经典中医养生文化惠及员工　/ 124

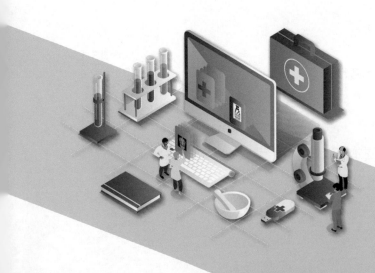

contents 目录

**05** 第五章

**发挥医联体作用　开展技术帮扶**

第一节　构建基层药学智慧帮扶新模式　/ 130

第二节　"珠江专科医疗联盟"同质化建设模式　/ 135

第三节　"组团式"紧密医联体帮扶实践　/ 141

第四节　基于医联体平台的区域性老年服务管理　/ 146

第五节　同质化护理管理模式在医联体的推进与实施　/ 152

第六节　借力校院合作提升中医院水平　/ 158

**附录：**

2019 年广东省改善医疗服务行动计划示范医院获评重点专科情况

一览表　/162

第一章

# 优化服务流程
# 改革诊疗模式

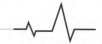

# 第一节

# 以分时预约优化门诊流程

**编者按**：从现场挂号到电话预约，再到用智能手机预约挂号，花了整整10年的时间。目前国内绝大部分医疗机构均已推行预约挂号服务。预约挂号就医，使患者无需现场排队挂号，缩短患者在医院逗留时间，降低了患者院内感染风险；同时使医院内就医环境改善，解决了门诊空间不足等问题，缓解了过去因拥挤带来的困扰（减少医患矛盾）。但目前在各大医疗机构中实行分时段预约的仅占少数，实施分时段预约难度较大，需要制度的保障、需要患者实名制就医、要求医师准时出诊，同时医师还必须具备较高的医疗水平，能在规定时间内完成诊疗任务，否则，其他患者仍需等待，使分时段挂号价值降低。下面的案例体现了高水平服务模式的创新，其人工智能（AI）导诊帮助患者准确查找专科医师，节省医患双方时间、使就医更精准。

## 一 | 背景 |

中山大学附属第三医院天河院区，日均门诊量13 000余人次，医院门诊大楼始建于20世纪90年代初，门诊的建筑面积约为15 000平方米，设计时门诊量为日均3 000人次。随着该院业务量的不断增长，门诊大楼的物理空间已不能满足现阶段门诊需求。尤其是在峰值时段，门诊区域就医患者及家属密集排队挂号，三长一短（候诊、缴费、取药排队时间长，就诊时间短）现象十分明显。该院除了要服务于周边及广州市群众外，服务群体还辐射至华南地区，而异地就医患者挂号不方便，一号难求等问题突出，快速便捷地预约挂号成为患者对该院资源最大的诉求。

为了解决上述问题，该院通过以科学分时预约体系建设为切入点，充分利用信息技术手段，突破传统门诊的时空限制，实现门诊部分就医环节自动化、智能化，减少院内人流，引导患者错峰就医，缓解院内三长一短现象，提高运营效率，改善患者就医体验。

## 二 | 具体做法 |

### （一）分析不同就医场景，构建分时预约体系

实行预约诊疗初期，以5分钟为间隔，为患者提供精确到分钟的预约体系。试运行期间，患者违约和迟到现象非常普遍，门诊秩序并未得到改善。针对不足之处，设计者通过分析各部分环节的问题，逐一进行改进。

1. 采用实名制就医。为了更科学地设计分时预约体系，该院智慧门诊建设小组对现状进行认真的分析，广泛征求临床一线工作人员的意见和建议。患者违约的主要原因是当时该院未实行实名制就医，患者违约成本很低，因此，预约挂号必须采取实名制。该院通过人工和机器多渠道完成了非急诊患者实名制就医的工作。

2. 寻找分时预约依据。医师作为医疗服务的提供者，准时出诊是分时预约运营的重要保证，经过该院内部各方沟通与协商，设定了符合专科诊疗特点的开诊时间，并以医院信息管理系统（HIS）端查岗代替人工巡查，经过了两轮的PDCA［计划（plan）、执行（do）、检查（check）、行动（action）］循环，医师确保准时出诊，该院将号源分配到每位医师出诊的时段内。此外，该院通过综合分析专科特点、患者到达规律等因素，构建了符合专科诊疗特点的分时预约诊疗体系。

3. 理顺就医秩序。带有限制性条件的就医报到制度实现了预约时段内先到先就医，后到后就医，迟到患者在所有守时患者最后就医。

### （二）改善门诊服务流程

该院大力推进移动端和自助端便捷缴费的功能，实现了自费患者和广州医保患者的移动支付；为满足不同人群的使用习惯，该院为患者开通了多种支付方式；为培养患者使用习惯，该院将检验、检查结果查询和打印功能也向移动端和自助端转移；同时，对患者门诊就医的取药环节实现智慧化改造，提升发药的安全性和效率。

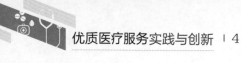

### （三）建立AI导诊

该院作为国家卫生健康委员会（简称"卫健委"）委属委管的医院，不仅服务本地的患者，更要服务华南地区乃至全国的患者。为方便患者就医，该院推行实名制就医，异地患者可应用人脸识别技术，完成在线认证核验。同时，该院通过AI导诊助手，为患者提供更为便捷的预检分诊服务。

### （四）加强宣教

推进智慧门诊建设的核心是优化门诊流程，而门诊流程的优化需要依靠门诊一线的医护人员推进。该院项目组成员通过走访、宣讲等方式，宣传分时预约的优势及便捷性，使广大医护人员认同并接受智慧门诊的流程改造方案。同时，该院还发放宣传资料，由志愿者对患者（使用者）进行一对一使用指导。

## 三 ┃ 特色 ┃

本案例通过AI进行智能导诊，使患者就医更方便，减少了患者往返医院的次数，用计算机技术实现了物理空间的虚拟扩增。

现门诊以最小资源投入，包括人力、设备、资金、时间和空间，实现了服务质量与服务水平的提高，以有效的资源创造了更高的价值。

## 四 ┃ 主要成效 ┃

### （一）改善了门诊就医秩序

随着该院信息化管理手段的不断完善，智慧门诊建设不断推进，该院门诊环境和就医秩序得到了很大的改善。患者挂号排队时间、候诊时间、缴费排队时间和取药时间明显缩短，医师迟到及违约患者数量大幅度下降，全方位改善了患者的就医体验。

### （二）增加了医院移动端用户

随着该院服务内容不断丰富，医院自助设备数量、自助设备使用量明显上升

（自助设备2017年使用人次数为202 896，2018 年增长至383 257，增长了88.9%，自助设备建卡数由2017年的28 252张增至2018年65 781张，增长幅度达132.8%），门诊预约率也随之不断提高（门诊预约率由2017 年的63.35%增长至2018年的72.75%），人工窗口的开放数量逐渐减少。

### （三）实现了"空间"虚拟扩增

分时预约，改善了医院门诊就医的流程，在有限的物理空间内实现了"空间"虚拟扩增。该院通过就医流程的优化，引导患者错峰就医，改善了患者就医环境，提升了患者的服务体验。同时，也为医护人员提供了更好的工作环境，提升了职工的满意度。通过优化门诊流程的建设，合理降低了医院门诊的运营成本，起到了管理增效的作用，用有限的资源创造出了更大的价值。

（祖晨曦　刘敏涓）

第二节

# 基于床位调配
# 推行住院床位预约服务新模式

**编者按**：当患者需要住院时，由于床位紧张，常无法及时被安排入院治疗。尽管大多数医院开放床位数已超过编制办公室核准的床位数，但三级甲等医院的病床仍然满员。让有需要的患者及时入院是医疗资源调配的重要课题。下面的案例在全院建立住院床位预约中心，遵循"疾病相近、楼层相邻、急危重症优先、避免交叉感染"的调配工作原则，开展新的床位预约模式，让医师跟着患者走，开发床位预约系统支撑服务链。自统一调配住院床位以来，床位使用的透明度增加，只要患者病情需要即可排号入院，且急危重症优先，保障了有需要的患者能及时收治，大幅度提高了全院床位使用率，患者满意度逐年增高。

## 一 | 背景 |

### （一）门诊候床时间长

南方医科大学附属珠江医院2017年以前的床位预约与其他医院一样，多为线下各专科自行调配，以专科病区的收治方式为主，门诊等候床位时间较长，出现了有需要的患者无法及时入院的情况。

### （二）预约服务中的一床难求

该院从2017年9月起启动住院预约服务，实行住院床位全院统一调配，建立"医师跟着患者走"的医疗服务模式，即由原专科医师承担诊疗，跨科收治病区护士负责护理。随着调配工作的不断推进，全院床位日益紧张，出现了新的难题，如床位调配中心与专科预收治患者"争夺一张床"的冲突。院内床位预约方式多种多样，有各专科自行预约、纸质版预约、口头式预约等，床位调配中心无法了解当天预约住院的真实情况，往往刚将空床调配给有需要的患者，专科预约患者如期到来而无床位，加重床位调配中心与专科的冲突；有时，专科也会以"床位已预约"为借口拒绝调床，最终既没有预约患者，也没有进行调配，导致了床位空闲和浪费。总之，存在床位预约信息不透明、无共享等弊端。针对以上问题，项目组在院领导支持下认真调研，创建床位调配住院新模式。

## 二 | 具体做法 |

### （一）调配床位的工作原则

床位调配工作遵循"疾病相近、楼层相邻、急危重症优先、避免交叉感染"的基本原则进行。同时，参考疾病的病例混合指数（CMI）、手术、急危重症等条件，满足国家对三级甲等综合医院收治的定位；配合专科医疗联盟的建设，为分级诊疗中的双向转诊提供帮助。

［注：住院预约服务新模式（简称"新模式"）是改变原有纸质版预约、口头预约或无预约的方式，利用信息化手段统一进行网上床位预约，而且使床位预约及使用透明化、公开化，便于全院了解和掌握床位使用情况，加强病床管理，提高服务能力。］

### （二）充分调研

该院针对上述难题采取以下4种研究方法，制定了住院预约服务新模式，实现预约信息透明化，促进床位使用达到无缝对接。

1. 文献研究法。回顾国内外有关床位预约、床位管理的文献，总结可借鉴的成功经验。

2. 访问调研法。先后前往多家床位管理先进的医院参观学习，了解床位统筹管理、床位预约、信息化床位管理系统的经验与做法。

3. 定量分析法。将实施新模式前后的定量指标进行统计学分析，以反映新模式的经济效益及社会效益。

4. 研讨法。由床位调配中心、医务处、护理部、信息科、经济管理科等多部门，商讨新模式管理方案，确定工作流程和工作方式。

## （三）推行方案

1. 制定床位预约方式。采用分散式预约与集中管理相结合的方式，即专科科室和床位调配中心以现场、电话、微信等方式分散预约，床位调配中心集中专职管理。规范预约流程，落实信息化床位预约，推动全院采取先预约后住院模式，提高计划性入院率。

2. 研发床位预约系统。由床位调配中心提出需求，由信息科协助开发"床位预约系统"，实现预约、通知入院、床位安排、床位调配、违约追踪等功能。将信息化床位预约模块嵌入医院各工作站，达到全院共享床位信息，提高床位使用透明度，节省医护人员在预约床位方面的时间，也提高了患者的居家候床安全。

3. 建立预约标杆专科。医院发文件要求各科开展床位预约新模式培训，在全院范围内进行信息化床位预约方式的宣教；项目组成员到专科科室宣讲、定期现场指导，深入临床加强预约落实；通过自愿报名和指令性任务相结合的方式建立标杆专科科室，通过表彰标杆专科科室达到以点带面的作用，在全院范围内推动床位预约新模式的开展。

4. 落实预约入院流程。确认次日住院患者名单后，逐一对患者进行入院流程宣教，包括分时段来院报到，并将通知结果反馈到医护人员工作群，有利于医师、护士做好收治、护理、床位安排的计划，也有利于医院人力、物力资源的合理配置。

5. 发挥中心主导作用。床位调配中心具备床位统筹管理职能，需要对住院病床使用的各项指标进行跟踪，开展床位预约有利于实时获取各科住院预约信息，床位调配中心集全院床位预约与床位调配一体化，从而实现床位的高效管理。

6. 取消住院患者的管理。对取消住院的患者，询问取消原因并进行健康宣教，以防止延误患者治疗时机，提高患者的自我管理能力，同时，定期对患者取消住院的原因进行归类分析，采取相应的干预措施，如指导患者就近就医等，在减少取消住院的同时，保证患者及时接受治疗。

## 三 | 特色 |

### （一）信息透明利于有效预约

新模式对于床位调配中心而言，有利于其实时了解全院床位预约情况，准确掌握全院空床数量，避免将"预约床位"与"空闲床位"混淆，减少由此引发医院各部门之间的冲突，推进床位调配工作的高效运行，达到对全院床位统筹管理和使用的目的。

### （二）有利于提高医护工作效率

患者合理预约入院，医师能及时了解本专科预约住院患者的人数、病情、病种等信息，尽早做好预约患者的治疗计划，如安排手术或检查等，避免患者的无效住院日，缩短术前等待时间，降低术前等待的风险，赢得救治的时间，为患者的康复打下基础。护士通过提前掌握次日入院患者的信息，对有特殊要求的患者及早处理，协调病区内床位安排，责任护士也能提前做好护理计划。

### （三）加深患者对医院的理解与信任

患者可在家等候入院通知，避免多次往返医院。新模式有利于患者提前进行住院准备，加深了患者对医院的理解与信任，提高患者的安全感。

### （四）提升医院运营能力

此预约新模式是提高医院经济效益、改善病房管理、挖掘内部潜力、增强医院服务能力的有效举措，在保障患者享受公平就医方面具有重要意义。

## 四 | 主要成效 |

### （一）医院运营指标得到提升

1. 网上床位预约率明显提高。全院网上床位预约率从无到有，2018年1—7月网上床位预约率从0%缓慢增长到10.03%，2019年同期网上床位预约率为16.61%～21.01%（图1-1）。试点科室网上床位预约率达到50%，试点科室中有耳鼻喉科、消化内科、甲状腺外科、脑血管外科、小儿神经外科、功能神经外科、皮肤科达到100%。

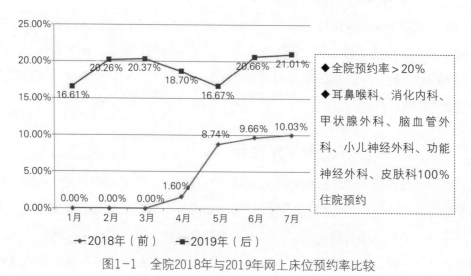

图1-1 全院2018年与2019年网上床位预约率比较

2. 在院患者数大幅度增长。2019年1—7月每月的在院患者数均较去年同期大幅度增加，前7个月在院总患者数较上年同期增加共4 910人次（图1-2）。

3. 床位使用指标有效提升。2019年1—7月患者平均住院日较去年同期缩短0.62天，病床周转次数增加2.08次（图1-2）。

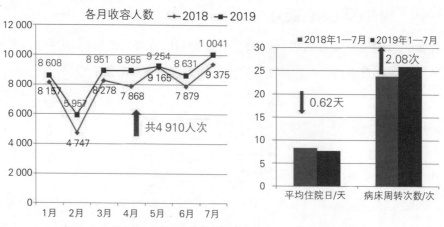

图1-2 全院2018年与2019年患者收治量与病床使用情况比较

4. 医、护、患三方满意度提高。开展床位预约服务两个月时，使用自制的医护人员满意度调查表对2个试行专科共89位医护人员进行调查，医护人员满意度由基线50分提高到66.34分。

使用自制调查表对113名患者进行调查，开展新的床位预约服务模式前患者的满意度为7.6分，开展后患者满意度为9.7分，满意度提高2.1分。

## （二）推广应用

在推行新的床位预约服务模式的过程中，不断丰富其内涵，阶段性地总结工作并在权威杂志《中国医院管理》发表2篇文章；积极参与改善医疗服务及质量改进的评选活动，达到"以评促建"的效果；借助多项基金的支持推动工作快速发展，并向其他医院推广。

（王丽姿　刘敏涓）

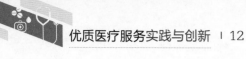

## 第三节

# 医护药患一体化乳腺癌日间化疗全程管理模式

**编者按**：随着恶性肿瘤发病率和肿瘤化学药物治疗（简称"化疗"）患者人数的逐年增长，为缓解床位紧张，日间化疗模式在越来越多的医院得到应用。相比普通的住院治疗模式，日间化疗具有缩短治疗时间、提高治疗效率、减轻患者负担等优点。乳腺癌强调综合治疗，整个治疗过程可长达数年甚至数十年，化疗是其中非常重要的治疗手段。乳腺癌患者通常病情相对平稳，预期生存时间长，而且每次化疗间歇期较长，因此更加规范的治疗和生活质量的保障非常重要。

中山大学附属第一医院，创新发展了医护药患（医师、护士、药师、患者）一体化乳腺癌日间化疗全程管理模式（简称"一体化模式"），它最大程度地发挥综合医院多学科合作优势，让乳腺癌患者按规范流程开展化疗，特别是有药师保驾护航，确保了治疗的安全性。医患共同参与，也调动了患者的积极性，并能够帮助患者提升在治疗期内的生活质量。此模式为创新发展日间医疗服务新模式谱写了新篇章。

## 一 ∣ 背景 ∣

以往日间化疗管理模式多数是由主管医师负责，或医护一体合作管理。但在临床工作中，以上模式存在对患者病情和随访管理的片面性和不足，尤其是在化疗间歇期内的不良反应处理和安全用药方面，不能满足患者全程且个体化的治疗需求。因此，探索以患者的治疗需求为导向，以治疗效果和患者满意度为评价指标，以专科科室为主导，医师、护士、药师多方合作，与每位患者形成一个治疗圈，对患者化疗期、化疗间歇期及化疗后的随访过程进行全程的追踪和个体化管理。

## 二 | 具体做法 |

### （一）构建医护药患四位一体合作平台

在既往多数的肿瘤化疗过程中，医师占有绝对主导的地位。实施医护药患一体化乳腺癌日间化疗，护理的参与不仅体现在配合医师治疗和随访方面，还增加了化疗前宣教、个体化记录、静脉维护和化疗间歇期康复指导等任务；个案管理师更是承担了全程管理和医患沟通的重要职责，让医护同样了解患者的病情变化，从不同侧重面为患者提供治疗帮助。一体化模式加入了侧重肿瘤治疗方面的专业临床药师，其除了为患者用药保驾护航的幕后工作外，也走向台前，开设药学门诊，让患者可以和药师面对面沟通用药情况，还在线上沟通平台中设置药师与医护相同的权限和界面，通过为患者添加标签、实时沟通、设置提醒等，不仅在患者化疗期间提供用药安全保障和个体化的不良反应药物预防建议，还在患者化疗间歇期内提供个体化的对症治疗建议。同时，通过科普宣讲、线上推送和发放治疗手册等方式，鼓励患者及时上传院外复查资料和病情变化情况，使患者更大程度地了解自身病情和相关药物反应的预防及处理方法，更加积极地参与到自己的治疗过程中来。

### （二）规范化疗治疗体系

1. 组建专业化疗团队。①由乳腺外科主任、护士长、临床药学部主任带队；②1名有化疗资质的高年资主治医师带领2名住院医师进行化疗药物的开立和对症治疗处理；③2～3名在本专科工作3年以上责任护士主管化疗药物输注、经外周静脉置入中心静脉导管（PICC）或输液港维护工作；④1位个案管理师负责每位患者的资料整理和跟踪随访；⑤1名临床药师负责患者化疗期间的药物质量控制和化疗间歇期内药物治疗的用药指导。

2. 强化药学技术支撑。所有化疗药物由药学部静脉配置中心集中配置；化疗药物的医嘱均由专业药师审核通过，并进入封闭式配置阶段；配置完成后，在使

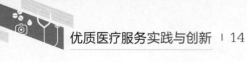

用前由药师再次审核发药，确保全程无菌、规范操作，避免配伍禁忌、药物污染和医护职业暴露风险。

3. 实行化疗患者的统一管理。在病房内设立相对独立的化疗患者治疗和等候区域，设立化疗专用的置管维护室，同时在办理出院、入院手续方面，也为化疗患者设立了单独的绿色通道。

## （三）建立多学科合作机制

每位患者的化疗方案均由乳腺外科全科医师讨论后制定，疑难病例治疗方案由肿瘤内科、影像科、放射治疗科、介入治疗科、病理科等多个学科综合讨论后制定。主管医师与患者和家属进行治疗方案的沟通后，填写患者专用的治疗手册，将患者和治疗手册一并转交至化疗团队进行后续的治疗。患者在化疗期间有特殊情况时，化疗团队向主管医师汇报或进行多学科讨论。乳腺癌治疗手册有辅助治疗和复发转移后治疗2个版本，每位患者单独一本，内容均以表格形式为主，包括病情资料、治疗计划、检查和检验记录及术后和化疗期间的健康指导知识等，并且同时将手册内容进行线上登记，整合成数据库，设置治疗和复查时间提醒等功能。

## （四）加强化疗间歇期管理

乳腺癌常规化疗方案的治疗间歇期一般为2～3周，在以往的治疗经验中发现，该时段是化疗药物不良反应的高发时段，多数患者缺少严密的监控和及时的处理，极大地影响了乳腺癌患者的身心健康。因此，为了加强患者化疗间歇期的管理，真正做到对患者全程管理，采用了线上和线下同时进行沟通、监控和指导策略。首先，建立线上沟通平台，借助广泛使用的手机互联网和成熟的第三方平台，设计简便易行且免费使用的模块，在与操作便捷的微信程序结合的同时保证个人信息安全。化疗团队同时负责线上平台的管理和沟通，医师、护士、药师分工合作，为患者解答化疗间歇期内的疑问、提供相应的治疗建议。其次，线下沟通除医师和药学门诊接诊外，主要由个案管理师负责患者情况的整理和随访。

## 三 | 特色 |

### （一）真正实现个体化治疗

基于循证医学基础上的个体化治疗概念，在肿瘤治疗中已经得到广泛共识。在实践中，除制定治疗方案以外，如果还能在治疗前期、中期、后期进行全程个体化指导和处理，将使肿瘤患者真正得到生存期和生活质量的共同提高。在一体化管理过程中，首先形成规范化的管理和流程，包括信息化管理、网络平台建立、个案管理等。由于每位患者都有其独特的个体需求、心理情况和身体的个体差异，需要医师、护士共同关注，治疗前与患者和家属共同讨论决定治疗方案、了解治疗需求、完成心理评估，治疗过程中不断增进了解和进行随访，必要时调整治疗策略，药师参与不良反应应对方案的制定过程等，在符合规范治疗的基础上，各方通力合作，与每位患者形成一个独立的治疗圈，真正实现乳腺癌患者的个体化治疗。

### （二）全程沟通突显人文关怀

每位乳腺癌患者在化疗前期、中期、后期同时由医师、护士、药师进行线上和线下的管理和沟通，能够较好并及时地解决患者在化疗期间各种不良反应、治疗方案分析解释、心理支持等问题。鼓励患者及时与化疗团队沟通病情和心理情况，并培养患者对病情的自我监测和报告能力，引导患者自我疏导、自我鼓励，极大地提高了患者和护士、药师在整个化疗过程中的参与度。同时，也为患者减轻了许多因为对治疗情况不了解而产生的过度恐惧和紧张心理，大幅度提升患者对化疗团队和医院的信任度及依从性，对于治疗的配合程度也得到显著提高。

## 四 | 主要成效 |

### （一）保证患者按期化疗且节省治疗时间和精力

一体化模式经过前期试行和完善，于2017年6月正式在该院乳腺癌患者中全面实行。2018年，该院乳腺癌总化疗人次数为4 754，按期化疗率有所提升，平均入院后等待时间有所缩短（表1-1）。

表1-1　乳腺癌日间化疗患者按期化疗率和平均入院后等待时间情况

| 项目 | 实施前 | 实施后 |
|---|---|---|
| 按期化疗率/% | 91.2 | 97.8 |
| 入院后等待时间/h | 0.95 | 0.65 |

### （二）患者各项满意度大幅度提升

调查结果显示，患者对治疗环境、医护服务、治疗效果及对化疗相关健康指导知识的知晓率等方面，满意度均有大幅度提升（表1-2）。

表1-2　乳腺癌日间化疗患者满意度情况

| 项目 | 实施前/% | 实施后/% |
|---|---|---|
| 医院流程满意度 | 91.2 | 98.8 |
| 医院环境满意度 | 92.7 | 98.4 |
| 医院服务满意度 | 95.6 | 98.9 |
| 沟通平台满意度 | 90.1 | 99.2 |
| 健康指导满意度 | 93.4 | 98.9 |
| 医疗相关健康指导知识的知晓率 | 86.5 | 96.5 |

本案例在健康界主办的"2018年改善医疗服务全国医院擂台赛"中获南赛区银奖及"十大价值案例""十大人气案例"和"全国十佳案例"奖项。

（匡夏颖　梁若柽）

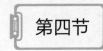

## 第四节

# 行政多学科联合诊疗联动机制
# 推进日间手术建设

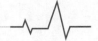

**编者按**：医院日间手术在欧美先进国家已有十几年历史，它是24h内完成计划性住院手术和术后短暂观察的短、频、快医疗服务流程。这种新型诊疗模式，可以发挥床位资源效能，具有效率高、流程便捷、减少就医成本及减轻患者费用负担等优势。医院日间手术符合当今医疗改革发展大格局，是医学进步的结果，也是未来医院和医疗行业的发展趋势。

北京大学深圳医院于2017年开始，采取分散收治、分散管理模式尝试开展日间手术。经过近1年时间，该院完成了《试点工作草案》，取得了预期效果。实践表明：日间手术不仅是简单利用床位资源，更是一项系统工程。开展日间手术要有更细致的术前评估流程，更先进的手术条件和设备，更专业和经验丰富的手术医师及麻醉医师，更科学的就医流程，更完善的术后随访系统，因此，发挥行政多学科联合诊疗（multiple disciplinary team，MDT）联动机制齐抓共管，全面深入推进临床手术流程再造和优化，是保证日间手术成功运行的关键。

## 一 | 背景 |

北京大学深圳医院以三大发展理念为动力，推动项目的开展。

### （一）创新医疗服务模式，满足医疗服务新需求

为落实国家卫健委"改善医疗服务行动计划"要求，该院以日间服务为切入点，实现医疗供给结构调整，创新服务模式，开展日间手术、日间化疗、日间病

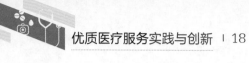

房、快速康复、早期康复等服务。从缩短患者平均住院日入手，优化服务流程，实现医院精细化管理，满足诊疗服务整体化的内在要求。凭借日间手术快捷、方便、高效、安全的医疗服务特点，提高床位使用率，达到提升诊疗服务效率的目标。

### （二）聚焦绩效考评机制 完善质量功能定位

2019年初，国家卫健委首次将日间手术占择期手术比例纳入三级公立医院绩效考核指标，作为医疗质量中"功能定位"的重要指标之一。该院制定了日间手术绩效核算试用方案，探索出一套绩效激励机制，发挥强有力的杠杆作用，作为撬动日间手术管理的支点，运用激励手段激发医务人员开展日间手术的积极性。

### （三）践行医院现代化建设宗旨，推动现代诊疗服务改革

北京大学深圳医院以建设广东省高水平医院、建设广东省智慧医院标杆单位、建立健全现代医院管理制度示范医院、构建基于"互联网+"分级诊疗体系、完善医疗质量职能闭环管理体系为目标和指导思想，积极推行日间手术。该院发挥行政MDT作用，构建由医务部牵头，护理、医保、绩效、医院感染、质量控制等多部门形成联动机制，推动医院日间手术内涵管理。

## 二 ┃ 具体做法 ┃

2018年12月27日该院经深圳市卫健委批准，被纳入日间手术试点医院。2019年3月份起在乳甲外科、眼科、妇科正式规范开展日间手术。医院以问题为导向，全面深入推动项目的建设与发展。

### （一）分散收治、分散管理，解决医院空间及床位不足问题

由于该院空间受限，各科床位均已达到饱和，要求管理模式必须由规模化向集约化、精细化转变，该院在重症疑难疾病救治区域医疗中心定位的前提下，采取分散收治、分散管理开展日间手术，既适应改革医疗服务模式的需求，同时也是解决医院自身发展瓶颈的现实选择。

## （二）行政例会机制，解决日间手术流程顺畅度问题

该院为确保日间手术高效安全运转，首先选择技术成熟、并发症少的病种施行；做好门诊筛查、手术准入、入院检查、手术排台、出院办理、随访管理等多个环节高效衔接，确保绿色通道真正的畅通。对开展日间手术试点科室、试点病种、试点时段，行政MDT团队予以高效关注，以每月例会、专门工作微信群等形式给予指导，坚持质量持续改进。一个病种运行平稳、验收合格后，再开展另一个病种。

## （三）医保沟通、医患沟通，解决医保政策病种受限问题

鉴于国家、省市医保日间手术打包收费目录中病种受限，该院主动与深圳市医保局充分沟通，根据医院实际开展的日间手术项目，提前进行审批、备案。在深发改〔2017〕1525号文所列43个日间手术打包项目内病种，执行打包收费；目录项目外的日间手术按照服务项目收费；对日间手术之外的其他治疗模式、病情变化或相关紧急情况需要进一步诊疗者，转入普通病房继续治疗，执行普通病房医保结算。医院与患者充分沟通有关医保政策，签署书面知情同意书，保障患者的合法权益。

## （四）绩效引导阶段调控，解决医护技积极性不高问题

大量日间手术患者的增加，使得收治临床科室、手术室、麻醉科的医护人员工作量加大，与原有普通手术时绩效分配政策之间产生了新的矛盾。该院日间手术正式运行3个月后，在行政MDT例会上各科室充分发表意见、反馈问题并提出解决方案，绩效管理部门借鉴其他医院绩效政策并结合本院日间手术实际开展情况进行分析，通过并实施了日间手术计件单项奖试行方案。该院经过一段时间实践和对质量控制指标持续跟进分析，进行了二次动态调整并完善了评价体系，进一步调动日间手术各环节中医护人员的积极性。

# 三 ｜ 特色 ｜

## （一）职能部门，行政MDT联合推动

行政MDT是借鉴临床多学科团队协作诊疗模式设计的行政管理模式，用于集

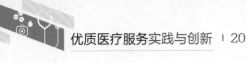

中解决一些涉及多部门的管理难点。日间手术分散收治、分散管理模式，凸显行政推动的决定作用。该院由医务部牵头，护理、质量控制、医院感染、病案、医保、绩效等多部门组成共同工作小组，以问题为导向，每月例会专门研究解决日间手术问题，针对相关问题及时解决、持续改进，提高行政执行效率，也为行政和临床之间搭建起及时沟通的便捷桥梁。

### （二）信息化助力，提高管理运行效率

该院作为广东省智慧医院建设单位，依托医院六级电子病历基础，自主研发的《日间手术管理系统》于2019年9月获国家版权局计算机软件版权登记，实现了"开放平台、闭环管理"。系统模块将日间手术医师权限管理、日间手术患者预约准入管理、日间手术通道入出全绿色管理、日间手术质量控制管理、工作量管理、绩效管理全面融合集成，与医院信息系统（HIS）、计算机病案系统（EMR）、影像归档和通信系统（PACS）、放射信息系统（RIS）等无缝连接，实现患者相关信息互联互通，在自身实现小闭环的基础上，与其他系统实现大闭环。

## 四｜主要成效｜

### （一）技术已逐步成熟

开展日间手术的科室，伴随相关外科、微创外科在各领域的发展，麻醉复苏技术的日臻完善，快速康复外科理念逐步引入，在医疗技术上已无障碍。

### （二）效率大大提升

该医院日间手术经过2019年3—11月8个月的运行和推动，开展日间手术的科室及医院整体的住院患者平均住院日及术前平均住院日明显缩短，床位周转次数增多，患者日间手术单病种住院费用进一步下降，满意度进一步提高。

1. 平均住院日。2019年该院患者的平均住院日降到7日以下，2019年1—9月患者平均住院日为6.9天，9月为6.68天。日间手术开展科室患者的平均住院日较去年同期下降幅度较大（图1-3）。

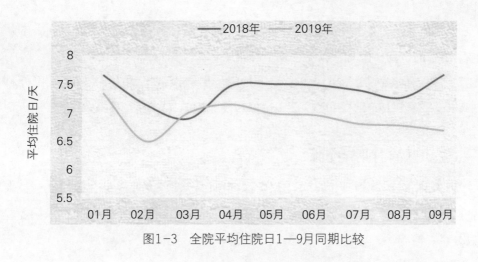

图1-3　全院平均住院日1—9月同期比较

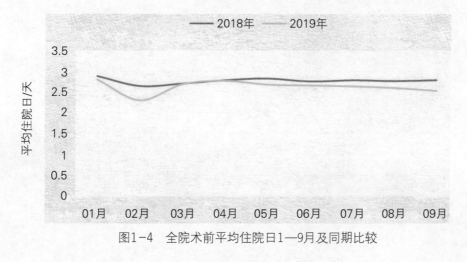

图1-4　全院术前平均住院日1—9月及同期比较

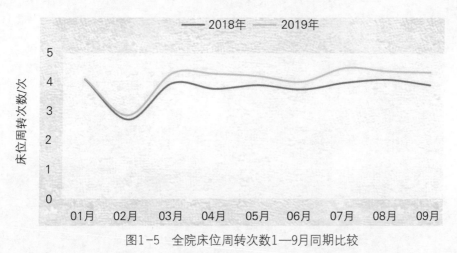

图1-5　全院床位周转次数1—9月同期比较

2. 术前平均住院日。2019年术前全院患者平均住院日为2.64天，日间手术开展科室患者的平均住院日较去年同期下降幅度较大（图1-4）。

3. 床位周转次数。2019年全院每月床位周转次数平均为4次，除乳甲外科外，妇科、眼科日间手术开展科室床位周转次数均明显增加（图1-5）。

## （三）区域内业界交流

2019年精益医务管理论坛（广州）深圳市医务管理专业委员会第二次会员大会暨医务管理论坛（深圳），医院就《MDT管理模式下规范推进日间手术》经验予以分享。

（易黎　梁若栓）

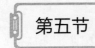

# 胃肠肿瘤多学科联合诊疗服务

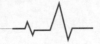

**编者按**：一站式多学科诊疗服务的最大优势是有利于简化诊疗流程，缩短就诊时间，降低医疗费用，提高运行效率，方便群众就医，减轻群众负担。近年来，全国多家三级甲等医院针对各类肿瘤专科患者逐步开展多学科诊疗，在提高肿瘤治愈率和改善患者的生活质量方面取得了较好的效果。广州医科大学附属第一医院针对胃肠肿瘤患者开展了多学科诊疗服务，其特色是多学科联合诊疗（MDT）专家相对固定、工作流程不断优化，建立了在胃肠外科科室内以微创为主、多种治疗胃肠肿瘤方法全覆盖的治疗模式。对患者进行全程跟踪管理，发现通过多学科诊疗服务能为患者提供最适合的治疗方案，促进了患者的快速康复，缩短了患者平均住院日，一定程度上节省了医疗费用。

## 一 | 背景 |

胃肠肿瘤发病率逐年升高，结直肠癌在广州市恶性肿瘤发病率仅次于肺癌，排名第二，临床诊疗形势严峻。胃肠肿瘤的治疗模式已经由单一的外科治疗演变为多学科共同参与的综合治疗。该院多学科综合诊疗协作组的诊治模式根据患者的身心状态、肿瘤的具体部位、病理类型、病灶范围（病期）和发展趋势，结合分子生物学改变，有计划地、合理地应用现有的多学科治疗手段，以最适当的经济费用取得最好的治疗效果，期望能提高恶性肿瘤治愈率，同时改善患者的生活质量。

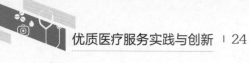

## 二 ▎具体做法 ▎

该院胃肠外科自 2014 年6月开始组建胃肠肿瘤多学科联合诊疗团队，团队成员由选定科室、固定人员组成，每周固定半天时间开展MDT讨论会，以"改善医疗服务"为契机，以小组协作规范化决策模式，通过胃肠肿瘤多学科服务实施，制定全方位、专业化、规范化和个体化的诊治策略，从而减少了患者住院费用、住院时间，提高了床位周转率和利用率，提高了胃肠肿瘤诊治水平，提升了患者满意度，同时合理配置、整合医疗资源，提高了各学科的专业水平，推动了多学科交叉领域诊疗技术的发展。

### （一）搭建组织架构

在院内医务科领导下，由胃肠外科牵头，自2014年6月25日起成立广州医科大学附属第一医院胃肠肿瘤多学科综合诊疗协作组，由胃肠外科、肿瘤内科、影像科、病理科、放疗科、核医学科等中级职称以上专家共同参与组成MDT核心团队，并根据需要适时增加胸外科、消化内科、麻醉手术科、心理科、营养科等为机动成员，每个成员分第一、第二梯队人员，当第一梯队人员无法参与时，通知第二梯队人员参与，由于人员调动、分工变化导致人员变动时，适时遴选调整人员，以实现MDT所具备的互动、协同、沟通、快速、优化等特点，打造具备该院特点的胃肠肿瘤诊治规范流程。

### （二）优化工作流程

胃肠肿瘤多学科服务对象可为住院及门诊患者，每周定期由主管医师向科秘书提出，并提供必要病例资料，提出需解决的主要问题，次日上午9:00—12:00在胃肠外科医师办公室集中讨论，科秘书记录汇报各专科意见后形成书面意见，经团队审核后形成一致诊疗建议，与患方充分沟通后实施执行，定期记录、分析、反馈诊治结果。团队不定期开展学术讲座，团队成员集中学习胃肠肿瘤诊疗新进展，参与全国及（或）区域性胃肠肿瘤学术交流会议。

### （三）拓展服务规模

该院胃肠外科年收治需手术治疗的胃肠肿瘤患者近500例，提供胃肠肿瘤多学科服务约300例次/年，CD分型（病例分析：单纯案例是AB型，复杂病例是CD型；急需处理是B型，需要抢救是D型）患者逐年增加，由2015年的47.16%升至2018年的93.61%，患者平均住院日由2015年的6.3天降至2019年上半年的5.5天。

## 三｜特色｜

### （一）实施微创手术为主。

广州医科大学附属第一医院，目前胃肠肿瘤微创治疗已涵盖了内镜切除、腹腔镜手术（单孔、减孔、三维、裸眼）、双镜联合手术（腹腔镜与胸腔镜或消化内镜）、超低位直肠癌保肛手术（经肛门全直肠系膜切除术及经肛门括约肌间切除术的应用）、消融手术（射频、微波）等范畴。

### （二）覆盖肿瘤治疗多种方法

通过多学科诊治服务，实现胃肠肿瘤患者全程有效管理，避免患者频繁奔波求治于各专科，有计划地、合理地安排应用现有的治疗手段，如新辅助治疗、转化治疗、同步放化疗、根治手术、减瘤手术+腹腔热灌注化疗、术中放疗，辅助化疗、靶向治疗、免疫治疗等，精准施治，实现患者利益最大化。

### （三）倡导快速康复理念

多学科团队注重患者术前的身体状况评估及围术期处理。不仅关注切口微创化，更关注创伤微小化，通过无管或少管化手术、注重围术期镇痛、早期肠内营养、早期活动、重视深部静脉血栓（VTE）防治等一系列快速康复理念的实施，使得手术安全、对整体影响小，加速患者康复。

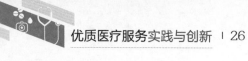

## 四 ┆ 主要成效 ┆

### （一）实现了有偿服务

团队成立以来，先后与北京、上海、广州、浙江、四川等省市知名医院的胃肠肿瘤MDT团队开展各种形式的交流与比赛，积累了较多的经验。结合医院实际工作，形成自身工作特色，使得胃肠肿瘤多学科诊疗工作常规化，并实现有偿服务，2018年7月起，胃肠肿瘤MDT纳入广东省自主定价收费项目。

### （二）提高了患者满意度

住院胃肠肿瘤患者逐年增多（患者来源于省内外），住院人次由2014年的1 800例次/年上升至3 200例次/年，多次患者满意度调查位列市属医院第一名。

### （三）推广应用

指导地级市医院开展多学科诊疗。该院派专家指导英德市人民医院、江门市中心医院、清远市人民医院等单位建立开展胃肠肿瘤多学科诊疗模式。多次举办胃肠外科学术交流活动；主办广东省医学会胃肠外科学分会第七届学术年会；2018年9月8日第二届中国加速外科康复或无管（ERAS&Tubeless）多学科学术交流会（设胃肠外科分会场）。同时，该院还邀请同行来院交流。

（黄炯强　刘敏涓）

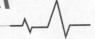

## 第六节

# 脑专科医院多学科联合诊疗模式

**编者按**：颅内疾患疑难杂症多，诊疗的复杂程度远高于其他学科，患者需经常面对重复排队挂号、重复检查、专家诊疗方案不一致等问题，且患者病情变化快、风险大。因此，在脑专科医院开展多学科联合诊疗模式对提高颅内疑难病症的确诊率、提升患者治疗效果、提升患者就医感受及提高医院医师的诊疗水平有极为重要的作用。广东三九脑科医院是一所集医疗、科研、教学为一体的三级综合脑病专科医院，医院内设有神经内科、神经外科、急诊科及康复科等24个临床科室、9个医技科室，为实现多学科联合诊疗模式在脑专科医院患者中应用提供了坚实的基础。该案例制定了科学的工作流程，包括建立MDT专家库，制定会诊流程和随访制度，规范诊疗意见等。运用科学、规范化的管理手段，方便患者就医，其中脑肿瘤的患者申请MDT会诊占各类颅内疾患中的第一位。此举为患者提供了更加全面、科学、个性化的诊疗服务，使每一位来院患者都能获得优质的、同质化医疗服务。

## 一 | 背景 |

为了向患者提供更加全面、科学、个体化的诊疗服务，该院从2018年开展了以患者为中心的多学科联合诊疗（MDT）模式。在医院领导的大力支持下，全院各科室积极参与，会诊病例数逐年增加，病种覆盖了神经专科常见的多个病种。排在前几位的有脑肿瘤、脑血管病、癫痫、自身免疫性脑炎、颅内感染、寄生虫疾病等（图1-6）。

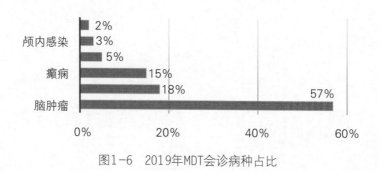

图1-6　2019年MDT会诊病种占比

## 二 ┃ 具体做法 ┃

### （一）制定MDT工作流程（图1-7）

1. 成立MDT专家库。设立初筛制度，实行层级预约，医院成立MDT专家库。

2. 制定MDT准入制度及会诊流程。制定申请及会诊流程。患者自愿申请，由申请医师告知患者多学科诊疗的目的及费用，并签署《多学科联合诊疗知情同意书》；再由申请医师与多学科联合诊疗中心联络人进行会诊预约；经多学科诊疗中心审核后，确定好会诊的时间，准备好会诊材料，预约并通知各位参加会诊的专家。

3. 确定MDT诊疗意见并随访。会诊后，由中心管理员做好会诊记录，经参与专家审核，主持人签名发放报告，原则上当天出具诊断报告。经多学科联合会诊的患者的所有影像学、检验、病理等各类检查

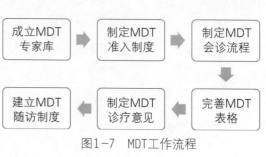

图1-7　MDT工作流程

资料均以电子版保存，出具的会诊报告以电子版和纸质版双重保存，纸质版送往病案室统一按病案管理保存。此外，有专人负责随访。

### （二）建立多学科诊疗中心管理模式

1. 管理时间与人员。多学科诊疗中心负责全院多学科诊疗工作。从患者利益出发，只要符合多学科联合会诊的条件，不受时间限制，符合条件的病例，由多学

科诊疗中心及时组织多学科联合会诊。多学科诊疗中心从患者预约到出具报告，都有专人全程负责。该院神经内科、神经外科、肿瘤科、影像科、癫痫中心、精神心理科、康复科、病理科、检验科、麻醉科、护理科等各学科全面参与，服务范围兼顾门诊及住院，此举促进了科室之间协同合作，提高了医疗服务质量及效率。

2. 管理远程会诊服务。同时，该院根据患者病情需要，邀请院外专家通过远程会诊参与MDT，对疑难病例进行讨论。该院对外合作有近百家医联体单位，可通过远程会诊，随时组织MDT讨论。远程会诊服务，特别是为边远山区的患者提供了便捷、有效、优质的医疗服务。3年来，该院为25家基层医院进行了远程多学科联合诊疗。

## 三 | 主要成效 |

该院自2018年1月开展MDT以来，会诊患者数量不断升高，2019年1—10月MDT共会诊421人次，较2018年同期（MDT会诊261人次）增长61%。参加MDT会诊的有神经内科、神经外科、肿瘤科、影像科、癫痫中心、精神心理科、康复科、病理科、检验科、麻醉科、护理科等学科，共95名高级职称专家参与。

### （一）简化了患者就医流程

简化了疑难疾病患者的就医流程，避免重复排队、重复检查等问题，最短时间内制定出个体化诊疗方案，极大地提高了疑难病症诊断确诊率，提升了患者治疗效果，提升患者就医感受。

### （二）促进了多学科间的学术交流

通过多学科诊疗，促进了各学科之间沟通、交流，实现了各学科业务互补，医师诊疗水平得到了提高。

### （三）提高了医院诊疗水平

通过推广以患者为中心的多学科诊疗，该院的诊疗水平得到了明显提高，医院品牌得以推广，医患关系也更加和谐。

（王林涛 刘敏涓）

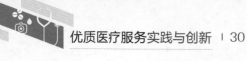

第七节

# 孕期体验式健康教育促推椎管内分娩镇痛

**编者按**：分娩痛是分娩过程中的自然生理反应，长期以来人们视为不可避免的正常过程。伴随人们对健康理念的逐步深入，分娩镇痛需求逐渐成为社会广泛关注的焦点。分娩镇痛是指在产程中，运用一系列方法帮助孕妇减轻或缓解疼痛。目前，椎管内分娩镇痛是最常用、最确切的药物镇痛方法，麻醉医师把麻醉药物的浓度降低，注射到椎管内，减轻分娩过程中的疼痛，同时不影响产妇的活动与产程进展，可以提高自然分娩率。产妇对分娩疼痛的反应也是一种复杂的心理、生理活动，带有强烈的感情色彩，无痛只是一种"理想化"的概念，人性化的关爱却蕴含着深刻的人文内涵，因此药物镇痛与心理疏导二者相得益彰，充分表达产妇的基本权利和医师的神圣职责。

## 一 ｜ 背景 ｜

早在1995年，世界卫生组织（WHO）提出全球共同奋斗的目标是："2015年人人享受生殖健康。"2017年暨南大学附属第一医院开始积极推进麻醉镇痛分娩。2018年11月20日国家卫健委发布了《关于开展分娩镇痛试点工作的通知》，逐步在全国推广分娩镇痛，该院作为广州市第一批国家分娩镇痛试点医院之一，通过孕期体验式健康教育模式向广大孕妇推广分娩镇痛，产科医护人员与麻醉科医师协同合作，让孕妇在分娩过程中不再恐惧、不再痛苦，享受快乐分娩。

## 二 | 具体做法 |

### （一）启动科普宣传

在助产士门诊，由资深的助产士向门诊产检孕妇进行孕期保健、分娩过程及分娩镇痛的宣传。

### （二）预约"体验精品课程"

以家庭为单位（准爸爸和准妈妈），通过助产门诊预约，在医院特色分娩体验馆接受孕期保健及分娩过程的多元化小讲课学习及椎管内麻醉镇痛的科普教育，让更多准妈妈和准爸爸掌握孕期保健知识，提前熟悉分娩过程，了解并接受分娩镇痛。

### （三）安排准爸爸体验

通过负重体验和十级产痛体验，让准爸爸感受准妈妈"十月怀胎，一朝分娩"的辛劳，使其更加理解、尊重孕妇。同时通过对体验主体进行问卷调查，获得准爸爸的反馈信息，进一步加强和改善医院分娩体验馆的建设，促进分娩镇痛的推广。

### （四）麻醉服务跟进

在围分娩期，负责产科麻醉镇痛的麻醉医师在门诊向孕妇提供分娩镇痛预约服务，提前签署麻醉知情同意书，使孕妇在临产时能够享受到及时、有效的分娩镇痛。

### （五）产房与麻醉无缝对接

孕妇临产后（宫口开大3cm，特殊病例酌情提前）进入产房，与麻醉科无缝对接，即刻对孕妇进行椎管内麻醉镇痛，使孕妇分娩不再痛苦。

### （六）反馈信息

对参与分娩体验精品课程和接受分娩镇痛的产妇进行问卷调查，获得其反馈信息，进一步完善医院分娩体验精品课程，改善分娩镇痛措施，促进自然分娩。

## 三 ┃ 特色 ┃

该院产科在国内率先开展公立综合医院"分娩体验馆"项目。

### （一）运用孕期体验式培训的教学模式，充分表达人文理念

通过准爸爸换位体验、换位思考，达到夫妻之间相互理解、相互关爱的目的，加深对分娩镇痛的认识。

### （二）助产士言教与身教相结合，在沟通交流中提升相互信任度

孕妇和资深助产士面对面交流孕期及分娩的知识，通过练习生育舞蹈及瑜伽、参观产房等，加深孕妇和医护之间的信任感，增强了准妈妈们的分娩信心并积极配合医护人员安排，让妈妈们更轻松、更顺利地生产，提高自然分娩率，进一步保障母婴安全。

### （三）孕期体验式教育以孕妇家庭为单元，充分表达了孕妇的意愿

以孕妇家庭为主体开展体验式教学更有针对性，能够让孕妇及家属在充分模拟分娩体验的感悟中科学地、理性地选择分娩镇痛，促进自然分娩。

### （四）产科与麻醉科的学科协作，促进助产专科和麻醉分娩镇痛的发展

以助产士为主导，引领优质护理为特点的连续性助产服务模式，也体现了优质护理服务水平。

## 四 ┃ 主要成效 ┃

### （一）宣教助推，大大激发分娩镇痛开展率

一系列的宣传教育，强化了孕产妇的认知水平，提高了对分娩镇痛的依从性、参与度。据2018年统计结果显示：全国分娩镇痛的开展率为16.45%；三级公立专科医院的分娩镇痛开展率为35.46%，二级公立综合医院仅为9.13%。暨南大学附属第

一医院自2017年开始，积极推进分娩镇痛，两年多时间，为这项技术的开展做了大量工作，分娩镇痛率逐步上升，截至2019年10月底，医院的分娩镇痛率超过了50%（表1-3）。

表1-3 分娩镇痛开展成效

| 年份 | 阴道分娩/例 | 分娩镇痛/例 | 分娩镇痛率/% | 成功/例 | 成功率/% |
|---|---|---|---|---|---|
| 2017 | 3 517 | 157 | 6 | 118 | 75 |
| 2018 | 3 493 | 988 | 28 | 767 | 77 |
| 2019 | 2 649 | 1 353 | 51 | 1 216 | 89 |

### （二）接受分娩体验精品课程教育，分娩镇痛率显著提升

自该院开展分娩体验馆以来，共有近200名孕妇参与了分娩体验课程。其中180名孕妇接受了分娩镇痛，分娩镇痛率达到了近90%；而未参与分娩体验的孕妇，分娩镇痛率仅为30%。由于分娩体验精品课程消耗了一定的人力、物力，目前处于收费体验阶段，待分娩体验流程进一步完善之后将逐步过渡为免费体验，以造福更多的孕产妇。

### （三）实施分娩镇痛，增加了瘢痕子宫阴道分娩成功率

2016年以来，该院积极鼓励瘢痕子宫阴道试产，有一半的瘢痕子宫再次妊娠产妇选择阴道试产，经医师评估符合试产条件的，其中有98%及时实施分娩镇痛，试产成功率达90%，大大降低了顺产转剖宫产的概率，增加了瘢痕子宫阴道分娩成功率。

### （四）孕期体验式健康教育服务 得到社会的认可

通过孕期体验式健康教育服务，向广大家庭推广分娩镇痛，得到广大家庭的青睐，扩大了社会影响力，广东电视台、南方电视台、南方日报社、羊城晚报社等16家新闻媒体争相报道，为医院带来了品牌效应。

（李瑞满　梁若柽）

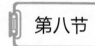第八节

# 精准临床药学服务管理

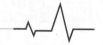

**编者按**：医院开展临床药学服务，是社会前进、医学进步的发展趋势，是确保患者用药安全有效、提高医疗质量和服务水平的重要支撑。我国当前从总体看，临床药学还处于起步阶段。随着新一轮医药卫生体制改革（简称"医改"）的快速推进，以及社保推行按病种分值结算，各家医院开始重视拓展精准临床药学服务，临床药师的主体地位也日益凸显。但是，目前临床日益增长的药学服务需求与现实保障能力不足的矛盾，制约着医院药学服务的广度、深度和可持续发展。药学服务的目标，是以患者为中心，提高药物治疗的有效性和经济性。通过调整临床用药结构，以控制医院不合理用药的绝对总量，是精准拓展药学服务的必经之路。

## 一 ┃ 背景 ┃

东莞市第八人民医院从2015年起，秉持"走正路，行大道，尚品质"的核心价值观，坚持"以患者为中心"原则，按照"总量控制，排名公示，结构调整，合理用药"的工作思路，构建推行"七彩伞"合理用药模型，在改善合理用药指标、降低患者用药负担、提升专科用药安全方面取得明显成效。

## 二 ┃ 具体做法 ┃

### （一）逐步推进合理用药管控工作

2015年东莞市公立医院取消药品加成以来，该院医务科、药剂科、质量控制

科等多部门结合医院"简约诊疗，温暖救护"的服务理念，每年设立合理用药专项改进专题。经过医院药事管理委员会讨论同意，先后发布实施《中药成方制剂处方费用控制目标规定（2015年）》《门诊合理用药专项整治工作方案（2016年—2017年）》《重点监控药品目录（西药部分）（2017年）》《加强门诊静脉输液管理工作方案（2018年）》《基本用药目录（2019年）》《专科药品目录（2019年）》等文件，要求严格限制动物骨多肽制剂使用，规范中药注射剂使用，杜绝同时用两种中成药，规范预防使用抗生素管理，有效保证了临床药学服务的工作的计划性、延续性和制度性。

### （二）实施优化排名公示和约谈制度

1. 制定合理用药指标体系。按照专科、岗位、专药推行分类精准排名，有效识别同等专业和岗位下的不同医师在抗生素、中成药、重点监控药、静脉用药等方面的不合理用药情况，并通过微信、院内办公自动化系统（OA）和点评会议等多种途径公示。按照"二八"原则对重点改进对象进行信息提醒、医务谈话、院领导谈心。

2. 微信信息平台公示。每月两次通过微信平台向个人及个人所在科室主任发布各专科前10名医师的每人次处方抗生素费用、每人次处方中成药费用、每人次处方重点监控药物费用、静脉输液率和抗生素使用率，个人和科室主任可随时随地知晓药物结构性问题，从而控制药费的不合理增长。

3. 院内OA平台公示。通过院内OA公示成年人用药指标数据排名前20位和儿童用药指标数据排名前10位的医师每月其抗生素、中成药及重点监控药相关情况，让医师多角度看问题。根据《门诊合理用药专项整治工作方案（2016年—2017年）》，每月向重点监控医师反馈其重点监控指标数据，当事医师及时了解自身指标情况，根据其问题进行自我调整。

4. 质量控制点评排名公示。每季度召开1次质量控制点评会议，会议上将每季度主要存在的用药问题按科室、按医师进行汇总。下一季度，对存在问题的科室和医师进行"回头看"，若未改善将被点名批评。

### （三）采取综合举措精准药学服务

1. 树立全院核心价值理念。导入"患者至上，简约诊疗，合理用药，坚守正

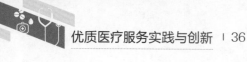
道"的正确价值观，实现全员核心价值的最大认同，引发各方高度重视，激发自我改善的持久动力，从源头上降低不合理用药现象，有效维护全院合理用药的风清气正。

2. 三级处方点评持续改进。重点做好"四张处方"的点评：专科、专病、专药、专人。联合合理用药指标排名公示谈话工作，构建"重排名，保点评"的药事服务格局。结合发现存在的问题，临床药学工作小组确定各月专项点评主题，包括抗生素、Ⅰ类切口、中成药、质子泵抑制剂、动物骨多肽制剂、免疫增强剂等。遵循以下流程：门诊药师初审→临床药师复审→点评结果书面反馈给当事医师→收集医师反馈意见→专家组复核→临床药学工作小组归总并提出整改意见→医务科季度点评报告。

3. 阳光用药年度考核。全院各临床科室和个人被纳入考核范围。将公示排名靠前次数、不合理处方张次数、抗生素专项整治指标、药占比、门诊均次药费、均次出院药费等情况，纳入年度医德、医风考评和年终评优范围，屡次未改善者直接取消评优资格。

4. 临床用药总量控制。药房对抗生素、中成药、重点监控药物三大药物分类、分品、分级、分剂型设定每月库存金额上限，超量不增补库存，紧急情况经药师会诊及医务科同意后，个别临时发药。每季度监测药物使用金额和使用量异常增长、排名靠前的药物，临床药学对异常指标及时反馈及干预，将其纳入新一轮使用额度调整的目录，必要时降低库存额度、提高处方权限级别，或纳入医院重点监控药物目录，基本实现新引进中成药品"零新增"。

5. 处方权限精准授权。门诊权限和住院权限分开，门诊停用特殊级抗生素、加酶抗生素、中成药注射剂、重点监控药；儿童制剂和成年人制剂权限分开，即抗生素"大规大用，小规小用"；首创"三级四类"抗生素权限设定，即非限制级、限制级、特殊使用级，普通类、中级类、主任类、专家会诊类。其中限制类抗生素分为限A类和限B类，限A类需要副高职称人员才能授权；抗生素使用不规范的医师，给予二次降级授权；对麻醉药品必须经过培训，用药精准再授权，避免滥用，确保用药科学、安全。

6. 合理用药绩效成本核算。该院首创对处方医师设置"药事服务费"，按总药费的5%～10%，纳入门诊个人奖金成本支出或住院科室医护绩效成本支出。坚持"提醒在先，鼓励合理，惩罚为辅"的人性化管理思路，施行"达标多奖，超标少扣"政策，引导个人和科室合理用药绩效指标更主动地趋向合理，督促医护相互监督整改，科室医师不合理用药过多，护士奖金也会受影响。

7. 总量控制下的用药结构调整。该院始终鼓励专科用药，腾出专科合理用药空间，支持专科高水平发展。药事委员会讨论通过《专科药品目录（2019年）》，支持原研药、一致性评价药物、参比制剂、"4+7"联盟采购药物在临床广泛使用，强化临床药学定向服务，确保临床医师没有顾虑地用好药、用对药，充分发挥药效，促进专科的蓬勃发展。

## 三 | 特色 |

1. 一条主心骨。制定合理用药指标体系，优化排名公示和约谈制度，实现精准排名（分层、分级）、有效排名（发现问题）和有用排名（引人重视）。这条主心骨贯穿到各类药物的合理用药管控的全过程，是决定"七彩伞"合理用药模型成效的核心关键。

2. 持续纵深推进。立足抗生素专项持续整治工作，以点带面，借鉴推广，先易后难，年年叠加，把控制不合理药费工作延伸到抗生素、中成药、重点监控药物、静脉输液、联合用药、专科药物等领域，让临床医师逐步接受医院全面从严控药的理念，树立持续改进合理用药的意识，有效控制药费增速，改善用药结构，腾出高品质专科用药空间，推动药学服务与专科发展的良性互补。

3. 综合管控服务。院科两级，全员、全面、全程采取七大举措，持续改善用药结构，降低非必需、不具专科特效的药物使用量，促使用药结构调整工作日常化、常态化、持续化，让临床药学服务专注于该专科用药领域，让药师指导临床安全用药的贡献最大化，切实保护患者用药安全，照护医师的执业本心，维护医院简约诊疗口碑，多方共赢，回归医学本色。

## 四 | 主要成效 |

### （一）医院各项合理用药经济指标和效率指标持续明显改善

2015年至2019年相比较该院药品收入占医疗收入比例（不含中药饮片）由

24.31%下降至18.15%，处于省内同等级别医院最低水平；抗生素药占比由22.63%下降至17.88%；中成药药占比由13.57%下降至11.17%；住院部抗生素使用强度由39.32DDDs下降至29.83DDDs，每出院患者人次均药费由1 441.7元下降至98.42元；门诊静脉输液率由21.02%下降至5.14%，门诊处方人次均药费基本零增长；辅助药物药占比由9.08%下降至2.83%，门诊几乎零使用，目录自动淘汰药品超过100个，提前3年全覆盖国家、省级、市级重点监控药物目录（表1-4，图1-8至图1-14）。

表1-4　医院合理用药指标情况

| | 指标 | 目标值 | 2015年 | 2016年 | 2017年 | 2018年 | 2019年 |
|---|---|---|---|---|---|---|---|
| 1 | 医院药品收入占医疗收入比例（不含中药饮片）/% | ≤30 | 24.31 | 22.96 | 22.16 | 21.21 | 18.15 |
| 2 | 国家基本药物目录品种使用金额比例/% | ≥30 | 42.51 | 45.37 | 39.45 | 37.86 | 37.39 |
| 3 | 抗生素用药金额占医院药品总金额的比例/% | ≤20 | 22.63 | 19.97 | 18.07 | 17.98 | 17.88 |
| 4 | 中成药用药金额占医院药品总金额的比例/% | 逐步下降 | 13.57 | 12.35 | 11.60 | 11.41 | 11.17 |
| 5 | 重点监控药物（西药部分）金额占医院药品总金额的比例/% | 逐步下降 | 9.08 | 7.63 | 6.47 | 3.94 | 2.83 |
| 6 | 住院患者抗生素使用率/% | ≤60 | 46.37 | 45.16 | 53.32 | 45.88 | 49.30 |
| 7 | 住院患者抗生素使用强度/DDDs | ≤40 | 39.32 | 36.32 | 34.07 | 34.14 | 29.83 |
| 8 | 每出院患者人次均药费/元 | 监测比较 | 1 441.7 | 1 298.70 | 1 196.40 | 1 112.51 | 1 298.42 |
| 9 | 门诊患者静脉输液使用率/% | 逐步下降 | 21.02 | 15.80 | 12.31 | 8.08 | 6.04 |
| | 成年人门诊患者静脉输液使用率/% | — | 14.58 | 11.53 | 8.47 | 5.44 | 3.47 |
| | 成年人急诊患者静脉输液使用率/% | — | 44.53 | 39.55 | 34.09 | 27.14 | 22.07 |
| | 儿科门诊患者静脉输液使用率/% | <20 | 22.66 | 14.30 | 10.13 | 6.32 | 4.68 |
| | 儿科急诊患者静脉输液使用率/% | — | — | 16.73 | 13.94 | 7.72 | 6.16 |
| 10 | 全院门诊处方人次均药费/元 | 监测比较 | 74.47 | 77.88 | 76.79 | 78.56 | 79.01 |
| | 成年人门诊处方人次均药费/元 | — | 92.56 | 102.21 | 102.83 | 106.96 | 108.61 |
| | 成年人急诊处方人次均药费/元 | — | 96.17 | 96.78 | 97.02 | 96.25 | 88.26 |
| | 儿科门诊处方人次均药费/元 | — | 42.31 | 50.80 | 52.02 | 56.70 | 63.48 |

（续表）

| | 指标 | 目标值 | 2015年 | 2016年 | 2017年 | 2018年 | 2019年 |
|---|---|---|---|---|---|---|---|
| | 儿科急诊处方人次均药费/元 | — | — | 45.12 | 49.66 | 42.93 | 40.75 |
| 11 | 每人次处方抗生素费用/元 | — | 15.36 | 12.61 | 10.05 | 9.19 | 8.21 |
| 12 | 每人次处方中成药费用/元 | — | 16.16 | 14.66 | 12.47 | 11.97 | 12.25 |
| 13 | 每人次处方重点监控药物费用/元 | — | — | — | 2.41 | 0.68 | 0.77 |

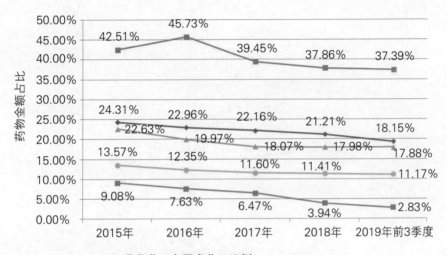

图1-8　2015—2019年前3季度各药物金额占比指标变化情况

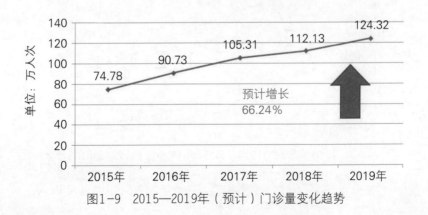

图1-9　2015—2019年（预计）门诊量变化趋势

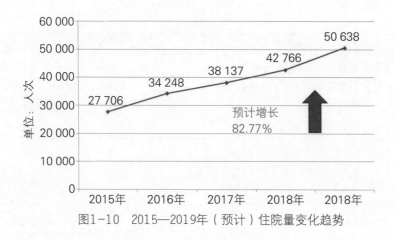

图1-10　2015—2019年（预计）住院量变化趋势

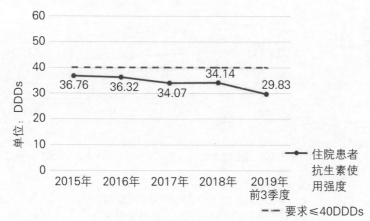

图1-11　2015—2019年前3季度住院患者抗生素使用强度变化情况

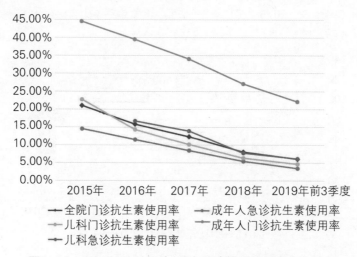

图1-12　2015—2019年前3季度门诊静脉输液率变化情况

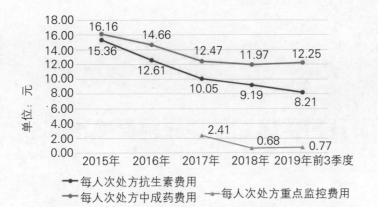

图1-13　2015—2019年前3季度每人次处方药物费用变化情况

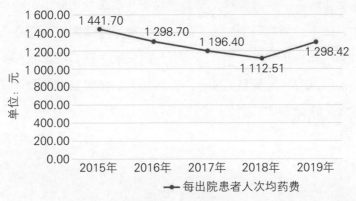

图1-14　2015—2019年前3季度每出院患者人次均药费变化情况

## （二）临床药学精准服务成效突出

该院开设儿童哮喘门诊用药指导、药师查房、药师会诊、用药咨询、安全用药科普、药学不良反应监测等富有特色的药学服务，并将医院"七彩伞"合理用药模型推广到本地区的社区卫生服务中心，提升基层医疗的合理用药、基本用药和简约诊疗，医院-社区上下用药衔接目录品规数占比超过57.6%，有效落实上下级用药协调联动。

## （三）医院服务美誉度不断提升

上述合理用药精准药学服务项目2019年获评为"精益企业中国绿带认证项目"。"看病不贵、服务态度好"的口碑得到社会和同行的高度认可。临床药学服务助力医院成为"品质东莞、健康东莞"的重要名片。

（曾沛扬　梁若榉）

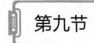第九节

# 完善区域妇幼健康管理体系

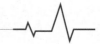

**编者按：** 构建和完善妇幼医疗保健区域统筹管理网络，促进妇幼医疗保健的防治结合一体化服务。广东医科大学顺德妇女儿童医院（佛山市顺德区妇幼保健院）以"内强体系，外建网络"为发展战略，全面构建顺德地区高质量妇幼健康管理体系。该院坚持走"大专科，强综合"的发展之路，不断完善整合型医疗服务体系，打造区域互联网智慧医院，为广大妇儿群体提供全生命周期的健康服务，在顺德区保障妇幼健康方面做出了巨大努力。

## 一 ｜背景｜

2017年，佛山市顺德区妇幼保健院成为广东医科大学直属附属医院，冠名"广东医科大学顺德妇女儿童医院"，医院以"内强体系，外建网络"的发展战略，深入开展院校合作，定期轮派多名专家赴英国、澳大利亚、日本、新加坡、意大利等国留学进修，组建广东医科大学妇幼研究所、中心实验室等，进行妇幼大数据科学研究，探索本地妇幼群体流行性病学规律，打造成为广东医科大学妇幼医学中心。

## 二 ｜具体做法｜

该院以产科医疗质量控制中心和儿科医疗质量控制中心为抓手，以区妇幼专科联盟和妇幼保健联盟两大联盟为依托，通过顺德区产前筛查与产前诊断、新生儿疾病筛查、妇女两癌筛查、危重症孕产妇救治、新生儿和儿童重症救治等"五大网络"为实施手段，全面构建顺德全生命周期妇幼医疗保健区域统筹管理

网络。以顺德区妇幼保健考核指标为基础，构建区域统筹管理网络反馈机制，在"管理—反馈—改进—提升"的良性机制中促进顺德区全生命周期妇幼保健区域统筹管理落到实处。

### （一）以产科医疗质量控制中心为抓手，完善区城危重症孕产妇救治网络建设

1. 建立产科医疗质量控制中心值班制。值班人员保持24h电话通畅，保障孕产妇发生危重病情时能迅速反应并到达现场，必要时通过中心的充分联动调配全区医疗资源，加快危重症孕产妇的救治及转运处置。

2. 指导全区危重症孕产妇抢救。产科医疗质量控制中心积极发挥带动作用，该中心主任率领团队组织完成全区产科专项业务指导6期，助产机构分级评估1期、危重症和死亡孕产妇病例评审4期，反馈通报会3期及多次"回头看"整改情况。

3. 开展飞行检查。飞行检查是产科医疗质量控制中心提高辖区助产机构对各类产科危重症的应急处理能力又一重要手段。每次演练后进行现场点评，提出持续改进意见，24h内进行全区反馈，促进各医院对产科危重症患者做到快速识别，迅速响应。

4. 建立产科与多学科联合协作机制。产科医疗质量控制中心的成立和运作有利于建立和促进产科与多学科联合诊疗（MDT），及早识别、及早处理，避免危重症的发生。该中心通过检查、例会、调研的方式，以经验分享、案例分析、专家点评等形式，大力推行MDT模式，目前全区的产科和儿科合作，孕产妇急救的多学科合作已趋成熟。

### （二）以儿科医疗质量控制中心为平台，狠抓儿童医疗安全质量

2018年，顺德区儿科医疗质量控制中心成立。该中心制定了儿科医疗质量控制评价标准及中心管理规范，实施全区儿科质量评价，全面促进全区儿科技术水平提升。

1. 建立会诊专家库。为提升全区危重症、疑难病患儿救治水平，该中心成立儿科质量控制专家库，成立儿科急救传染病组、小儿呼吸组、小儿消化内分泌

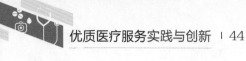

组、小儿外科组、小儿神经组、小儿血液肿瘤组、小儿风湿免疫肾病组、新生儿遗传代谢组共八大专家组，制定了专家会诊制度。

2. 控制全区儿科医疗质量。2018年11月举行了第二次儿科质量控制中心会议，会议重新改选了中心负责人，组建质量控制专家评委会，制定《危重症患者会诊、转诊标准》及《急救专家值班制度》，按照学科专长进行了分组对接基层医院会诊需求。

3. 举办业务交流培训。儿科医疗质量控制中心充分利用市级继续教育项目做好人员集中培训，利用规培基地及协同基地，对儿科医师进行规范化培训，做好规培医师专科培养。定期举办业务交流会，提升危重、疑难病例的处置能力，做好二级专科深入发展。

4. 建立儿童重症医学科。2018年7月，该院建立了佛山地区规模最大的16张床位的儿童重症医学科，承接全区重症患儿转运、救治工作。

5. 联合打造专科联盟。为了促进儿科专科发展，该院与多家省级优质医疗机构联合打造专科联盟，携手中山大学孙逸仙纪念医院成立儿童血液肿瘤联盟医院，成立小儿消化疾病诊疗中心，在中国医师协会广东省儿科分会的大力支持下，成功申报广东省儿童遗尿疾病诊治定点单位。

### （三）以"两大联盟"为依托，整合区域妇幼医疗卫生资源

1. 构建妇幼专科联盟及妇幼健康联盟。以顺德区妇幼保健院与镇街医院构建的妇幼医疗专科联盟、与社区服务中心构建的妇幼健康保健联盟"两大联盟"为依托，整合顺德区现有妇幼医疗卫生资源。以技术合作为纽带、医疗专科分级诊疗为重点、妇幼健康保健服务为基础，优势互补，积极推进规范化和优质化医疗保健服务。

2. 建立转诊机制。包括基层首诊、双向转诊、急慢分治、上下联动的分级诊疗服务模式，完善"治疗—长期护理"服务链，形成覆盖全区妇幼患者急、慢、疑、难、重症的分级诊疗体系。

### （四）以健康教育为手段，提升全民健康素质

1. 成立顺德区妇幼健康教育师资库。组织区内妇幼健康专家、高职称和高学

历医师、健康教育骨干师资资源，建立顺德区妇幼保健健康教育师资库。征求社区妇幼领域专家意见，确定研究课题方向，结合公众需求制定全年健康教育活动计划。通过举办妇幼系列健康教育讲课培训选拔赛和参加区级选拔赛等形式选拔能适应社区教育需要的管理人员队伍和师资队伍，2017—2019年共有多名优秀讲师获得"区级星级讲师"称号，在区卫生健康系统组织的健康教育技能比赛中获得"健康教育团队一等奖"及"优秀组织奖"荣誉。

2. 推进健康教育普及。分析妇幼人群的健康问题，将健康融入群众素质全过程，按计划开展"有爱有未来""玫瑰行动""宝贝计划""护航青春，美丽芳华"等专题教育活动，在全区内推出妇幼保健联合体服务模式，联合顺德区妇幼保健院与乡镇卫生院、社区卫生服务中心等基层对接，组织区内妇产科、儿科知名专家开展健康教育讲座和义诊活动。每年开展200场妇女健康讲座、孕妇班和100场科学育儿讲座、50 余场青春健康进校园和进企业活动，联合社区中心儿保科、妇保科举办10场专题义诊咨询活动。与新浪、微信公众号等新媒体合作，开设"妇幼保健姐的健康小讲堂"栏目、"顺德宝爸宝妈大作战"H5互动，"聆听母亲的心声"街头采访、拍摄及制作活动片，"妇幼姐姐的健康小讲堂"系列图说和"给未来孩子的一封信"手机直播活动等。

## 三｜特色｜

全面构建顺德地区高质量妇幼健康管理体系，打破"重医疗轻预防，防治分开，服务不联系，机制不联动"等传统医疗模式，以创新服务理念，推进管理体系在全区妇幼保健机构的横向统筹和纵向管理，促进妇幼医疗保健的防治结合、一体化服务，全面提升全区妇幼健康质量。在区卫健局的正确领导及全区医疗机构的共同努力下，顺德区妇幼健康事业取得可喜的成绩，2019年被评为"全国妇幼机构机制体制创新试点地区"，顺德区妇幼健康事业迎来新的发展机遇。2019年，该院课题"'全面二孩'政策背景下提升佛山市妇幼保健机构医疗服务能力的策略研究"，成功通过佛山市社科项目立项。课题"融入粤港澳大湾区背景下顺德高质量妇幼健康区域管理网络建设"通过顺德区2019年度社科规划项目。

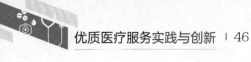

## 四 ┃ 主要成效 ┃

截至2017年的数据显示，顺德区婴儿死亡率降至2.29‰，5岁以下儿童死亡率降至2.83‰，孕产妇死亡率降至7.64/10万。这些指标已提前达到健康中国2030年目标（到2030年婴儿死亡率降低至5.0‰，5岁以下儿童死亡率降低至6.0‰，孕产妇死亡率减少为12.0/10万）。

1. 产科医疗质量控制中心加快危重症孕产妇的救治及转运处置。产科医疗质量控制中心成立至今，共接到26次危重症应急电话，其中10例危重症孕产妇及时转诊上级医院。除1例孕产妇因主动脉层破裂导致死亡外，其他危重症孕产妇均得到及时、有效救治，康复良好。产科医疗质量控制中心在检查过程中就高危妊娠、产前筛查、危重症孕产妇急救流程等要点进行详细指导，并在诊疗技术、服务规范和危重症转诊上给予大力帮助，使各医院严格把控专业资格的准入，依法、依规开展工作，加强孕产妇分类管理，规避高风险医疗行为。以急诊科宫外孕急救演练为例，医院响应速度由原来40min以内缩短至20min以内。产科医疗质量控制中心工作成效显著，受到了广大群众的认可。

2. 儿科医疗质量控制中心全面提升全区儿科技术水平。儿科医疗质量控制中心奠定了在全区儿科技术培训的主导地位，对全区危重症儿童转运及救治起到了中心统筹的积极作用。专家库的成立有效融合全区优质医疗资源，解决基层医疗能力不足的现状。儿科医师培训为顺德儿科界输送了不少新鲜血液。加强科研、教学投入，提升全区儿科综合能力。儿童重症医学科年成功救治急危重症患儿1000余人次，儿科亚专科发展走向深入，儿童消化、呼吸、血液、内分泌、肾内、泌尿、神经性疾病等亚专科技术稳步纵深发展。专科联盟填补了佛山小儿血液肿瘤专科的空白。

3. "两大联盟"提升基层技术水平和服务能力。转诊机制为转诊患者提供连续、无缝式交接服务。

4. 普及健康教育提升健康素质。与新浪、微信公众号等新媒体合作开设的小讲堂和手机直播活动符合年轻父母推陈出新的健康需求，深受顺德区内基层群众的好评，每年保持70万以上的网络媒体点击率。

（陈启康　陈冰）

# 第二章

# 着力技术整合
# 开展多学科合作

第一节

# 创建腹膜透析"广州模式"

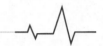

**编者按**：我国慢性肾病的总体患病率为10.8%，并有逐年上升趋势，其中20%的患者进展为具有高致死率和致残率特点的尿毒症。由于我国地大人多，地区经济发展不平衡，不少基层医院不具备透析条件，导致患者得不到及时治疗。近年来，国家相继发布《国家慢性病综合防控示范区建设管理办法》和《中国防治慢性病中长期规划（2017—2025年）》，将慢性病管理上升为国家战略层面。卫生行政部门也逐步引导优质医疗资源下沉，推进慢性病预防、治疗、管理相结合，实现医疗质量同质化管理。

中山大学附属第一医院从2005年开始，借助本院腹膜透析的技术优势，充分发挥牵头医院的技术辐射带动能力，创建腹膜透析"广州模式"，经过4个阶段的探索，不断注入创新发展新活力。他们的做法体现了大型公立医院在医改方面的主体地位，诠释了分级诊疗的深刻内涵，探索慢性病管理与基层的有机融合，促进了县医院能力建设，落实了"大病不出县"的行动目标，是配合健康中国策略的一次有效尝试。该院其间积累了丰富经验，值得点赞，值得推广。

## 一 ┃ 背景 ┃

腹膜透析是尿毒症患者的主要治疗方法之一，也是一种居家治疗方式，其占用医疗资源少，安全、有效、简便，且价格相对低廉，特别适用于偏远地区的尿毒症患者。然而，腹膜透析技术在各地区间发展严重不平衡，大部分基层地区仍然存在不少问题，诸如熟练操作的医护人员不足、管理不规范、腹膜透析中心质量差、腹膜透析关键问题（如置管和并发症）无能力处理等。如何让广大的尿毒症患者获益，如何解决腹膜透析技术和管理瓶颈，是亟待解决的问题。

中山大学附属第一医院，是中国南方最早开展腹膜透析的中心，有悠久的历史基础和深厚的技术优势，腹膜透析是其中一项优势技术。1963年该院在国内首次应用腹膜透析治疗急性肾衰竭患者，1978年在国内率先应用腹膜透析治疗慢性肾功能衰竭患者。肾内科作为国家重点学科，有责任承担起推动腹膜透析发展，挽救更多尿毒症患者生命的重大使命。

## 二 | 具体做法 |

### （一）初步探索阶段（2005—2007年）——追求国际领先的腹膜透析技术和质量管理

该院在2005年10月建立腹膜透析中心，由一支专门的医护队伍从事腹膜透析的治疗和探索。

1. 规范腹膜透析置管流程。该院攻克诸多难关，建立腹膜透析置管规范操作流程，置管术术后各类并发症发生率远低于国际腹膜透析指南要求（表2-1）。

表2-1　医院置管术术后并发症发生率与国际腹膜透析指南要求的比较

| 置管术后并发症 | 国际腹膜透析指南要求 | 中山大学附属第一医院 |
| --- | --- | --- |
| 肠穿孔率/% | <0.5 | 0 |
| 明显出血率/% | <1 | 0.1 |
| 2周腹膜炎或出口处感染率/% | <5 | 1.5 |
| 渗漏率/% | <5 | 1.2 |
| 导管失功率/% | <15 | 3.4 |

2. 患者培训考核规范化、个体化。对置管后患者实施规范化、个体化的培训和考核，保证患者居家透析安全。

3. 科学随访，提高患者依从性。科学合理地安排患者定期返院门诊随访，并由专职护士定期电话随访等，提高了患者依从性，降低腹膜透析相关并发症。

4. 提升质量，坚持持续改进。针对腹膜透析的质量关键问题，及时采取相应干预措施，使患者透析质量得到提升，让患者有可能回归社会。

## （二）构建模式阶段（2008—2011年）——建立腹膜透析广东省"卫星中心"模式，推动广东省腹膜透析发展

2007年广东省只有45家医疗单位开展了腹膜透析治疗，其中患者数超过100例的只有3家，多数医院患者数少于50例，管理水平和经验也有待提高。

为了在广大基层医院推广腹膜透析技术，2008年中山大学附属第一医院牵头建立了以本院为中心，以广东省12家地市级医院为分中心的广东省"卫星中心"项目。地区覆盖佛山、肇庆、中山、惠州、湛江、汕头、梅州等地，旨在通过该项目将医院成功的腹膜透析经验和模式推广到全省。该项目的具体举措如下。

1. 建立腹膜透析诊疗管理规范，奠定成功基石。该院建立腹膜透析诊疗规范和管理规范，包括腹膜透析的治疗、护理、患者培训和管理等。项目组制作培训教材，并安排资深临床、护理专家对基层医院进行讲解及授课，打牢理论基础。

2. 手把手、一对一传授关键技术和管理经验。各"卫星中心"的医师和护士分别到该院接受1个月和3个月的培训，内容包括置管、患者教育、并发症处理等，特别对关键技术和管理经验重点传授。

3. 现场指导，切实解决基层医院技术和管理困难。该院派临床医疗及护理专家到各分中心现场指导，督查基层腹膜透析环境布局，亲赴病床边查房与会诊，参加病例讨论，切实解决各"卫星中心"面临的技术瓶颈和管理问题。

4. 科学化管理，建立腹膜透析技术大数据库。该院建立腹膜透析治疗数据标准，帮助各分中心建立数据库，形成腹膜透析技术大数据库，根据各分中心的季度报表进行总结分析，发现问题时调整其治疗及管理方案，进一步改进和提高腹膜透析质量。

5. 定期与各分中心互动。所有参与医院每3~6个月召开工作交流会或学术研讨会，研究各中心运作状况、存在的问题和解决方案等。该院定期到分中心调研其需求，并进行培训、总结和反馈，实现了各地腹膜透析中心建设、管理、操作规范、培训的同质化。

该项目开展后，参与项目仅1年的基层医院腹膜透析中心患者人数增长84.2%，腹膜炎发生率降低38.9%，质量得到显著提升（表2-2）。

表2-2　基层腹膜透析中心参与项目1年后能力显著提升

| 项目 | 建设前 | 建设后 | 变化率 |
|---|---|---|---|
| 基层腹膜透析患者人数 | 1010 | 1860 | ↑84.2% |
| 患者人数退出率/% | 28.2 ± 2.8 | 17.6 ± 1.7 | ↓37.6% |
| 死亡人数 | 51.3 | 39.2 | ↓23.6% |
| 转血液透析人数 | 12.5 | 16.9 | — |
| 腹膜炎发生率/% | 39.4 ± 2.7 | 64.5 ± 16.9 | ↓38.9% |
| 技术存活率/% | 88.7 ± 1.5 | 93.0 ± 0.8 | ↑4.6% |
| 患者存活率/% | 82.0 ± 1.1 | 84.2 ± 0.9 | — |
| 患者在透时间/月 | 16.3 ± 1.8 | 26.1 ± 7.3 | ↑37.5% |

### （三）推广模式阶段（2012年）——建立腹膜透析中国南部医院协作组，推动中国南部地区腹膜透析发展

　　广东省"卫星中心"模式取得成功后，正值时任国务院总理温家宝在政府工作报告中提到政府要全面开展尿毒症等8类大病保障，在政策上推动尿毒症患者的治疗。为响应政府的号召，该院继续向外省扩大合作，建立了中国南部医院"卫星中心"协作组，广西、云南、贵州、四川、海南、湖南、江西等的11个省的29家医院加入，并复制广东"卫星中心"的建立模式，推广中心的经验，提高了当地的腹膜透析质量。

### （四）复制模式阶段（2013—2020年）——启动全国县级医院培训项目，全国推广此模式经验，惠及广大社群

　　2013年，该院启动全国县级医院培训项目，编写教材，采取各省培训会和点对点帮扶的形式，培训了29个省（自治区）的2 511家县级医院的4 500余名医务人员。项目组成员还在西藏林芝进行帮扶，惠及边疆（图

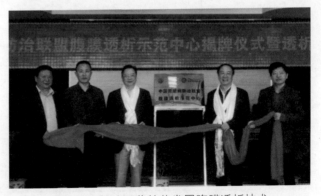

图2-1　帮助西藏林芝发展腹膜透析技术

2-1）。该院通过腹膜透析技术大数据库，利用信息化手段，管理网点中2 511家县级医院共约1.8万名患者的数据，约占全国腹膜透析患者总数的1/5。

　　县级医院成功开展规范透析使患者大多时候在当地治疗，降低了治疗费用，提高了患者生活质量和社会回归率，在患者、社会、医护人员、腹膜透析治疗四方位全面产生良好的经济效益和社会效益，达到了为基层患者提供优质透析的目标。至今，该院依然继续承担着广东省县级医院肾科学科带头人培训的项目，为县级医院透析技术的健康发展注入持续的动力。

## 三 ┃ 主要成效 ┃

　　该院探索的腹膜透析技术基层推广的高质量管理模式，提高了患者的生存率和技术生存率，建成了大型的腹膜透析中心，推进了我国腹膜透析的发展，得到国内外的广泛赞誉。

### （一）建成大型的腹膜透析中心，构建庞大的腹膜透析网络

　　中山大学附属第一医院建成的腹膜透析中心规模庞大，世界领先，并构建了患者最多的腹膜透析网络。科学的管理不但提升了该院的透析质量，而且使整个网点医院的透析治疗质量得到普遍提高。该院腹膜透析中心患者5年生存率位于世界前列，腹膜炎发生率为0.14次/患者年；基层医院的腹膜炎发生率为0.19次/患者年，较以前下降38.9%，远低于国际腹膜透析指南的要求（低于0.5次/患者年）（表2-3）。

表2-3　创建腹膜透析管理体系后患者的生存率及技术存活率

| 项目 | 1年 | 2年 | 3年 | 5年 |
|---|---|---|---|---|
| 患者生存率/% | 94 | 87 | 81 | 64 |
| 　年长患者（＞65岁）/% | 79 | 67 | 56 | 30 |
| 　糖尿病患者/% | 90 | 72 | 63 | 36 |
| 技术存活率/% | 98 | 95 | 91 | 86 |
| 　年长患者（＞65岁）/% | 97 | 96 | 91 | 78 |
| 　糖尿病患者/% | 96 | 93 | 90 | 87 |

### （二）为国家医疗政策提供借鉴

"卫星中心"模式的成功开展，引起国内专家的广泛关注。北京等地专家先后到该院考察腹膜透析"卫星中心"运行模式，将该模式运用到当地。腹膜透析的蓬勃发展和确切疗效，引起社会广泛关注。原卫生部部长陈竺曾提到中国终末期肾病患者需要透析治疗，引入腹膜透析能节约医疗费用，而推进腹膜透析是党和国家关注民生的重大惠民举措。2010年学科带头人余学清教授受邀参加卫生部腹膜透析专家咨询会议。2012年卫生部医政司下发《进一步做好腹膜透析工作的通知》，促进了腹膜透析的发展。

### （三）制订行业指南

中山大学附属第一医院牵头在国内建立了《中国腹膜透析置管指南》《腹膜透析相关性感染的防治指南》《肾性贫血的诊断与治疗专家共识》等，多项研究成果被《国际腹膜透析感染指南：2016年更新》等引用。2018年，该院成为国际肾脏病学会区域培训中心，承担腹膜透析等优势技术培训任务。

### （四）获得国内外广泛赞誉

腹膜透析技术基层推广的高质量管理模式得到国内外广泛赞誉。2014年，"提高腹膜透析质量和推广应用的系列研究"获广东省科学技术一等奖（图2-2）。《柳叶刀》杂志专访学科带头人余学清教授做专题报道该模式。余学清教授获得美国国家肾脏病基金会（NKF）国际杰出研究者奖（图2-3）。

国际腹膜透析学会主席向全世界推广"腹膜透析广州模式"，并赞之为"发展中国家及发达国家腹膜透析推广及质量提高的榜样"。泰国借鉴我国的"卫星中心"模式建立了腹膜透析"母女"发展模式。

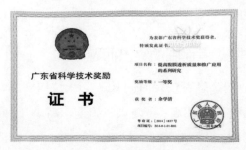

图2-2　获奖：广东省科学技术一等奖

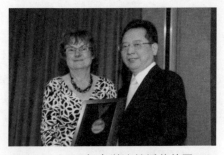

图2-3　2014年余学清教授获美国NKF国际杰出研究者奖

（林建雄　梁若柽）

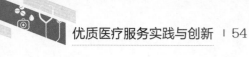
# 麻醉主导推进加速康复外科建设

**编者按**：加速康复外科（ERAS）理念，是一种围术期处理程序的创新概念，采用有循证医学证据的围术期处理的一系列优化措施，以减少手术患者生理及心理的创伤应激，达到快速康复的目的。我国有关ERAS理念的报道和应用多在近几年。中山大学附属第三医院从2016年开始，以改善医疗服务为目的，逐步开展ERAS工作，成立了以麻醉科为主导的ERAS领导小组，建立了协作团队，开展多科室协作。该院以麻醉管理为主导，推进预防性镇痛和围术期多模式镇痛，并通过"运动痛控制+低不良反应+快速外科康复"实现了急性术后镇痛的目标。

ERAS的实践体现了诸多优点，从康复效果看，减轻手术应激反应，降低患者围术期并发症风险，促进患者的快速康复和早期出院；从管理角度看，优化和规范围术期路径，促进医院质量管理体系的完善；从效率角度看，提高医院床位周转率，使医疗资源的配置变得更加科学、高效；从学术角度看，不仅促进了医疗技术水平的提高，而且拓展了临床护理和康复职能外延。

## 一 ┃ 背景 ┃

### （一）规范开展ERAS之前，住院患者面临的突出问题

①患者候床时间长（达10～15天）；②患者住院时间长；③床位周转率较低；④围术期并发症居高不下；⑤医疗服务质量不高；⑥患者满意度不高。

### （二）亟待解决上述问题，以期达到改善医疗服务的目的

①缩短住院时间；②减少住院日；③提高床位周转率；④提高患者满意度；

⑤促进患者康复等医疗服务需求。

### （三）探索有效举措，构建新型医疗服务模式

①积极开展日间手术，减少患者住院需求；②开展加速康复外科建设，全面优化围术期处理程序，促进患者早日康复。

### （四）克服ERAS初期弊端，建立有效的工作机制

该院通过对前期工作调查分析，找出ERAS开展滞后的主要原因：①无统一的牵头科室；②缺乏协作团队；③患者和医护接受度不高；④ERAS制度缺乏；⑤优质服务资源不足等。

其中最主要的原因是无统一的牵头科室及缺乏协作团队。

## 二｜具体做法｜

2016年开始，该院采取以下措施，逐步开展ERAS工作。

（1）成立了以麻醉科团队为主导的ERAS领导小组，部署整体实施方案，确立了"规范化—精细化—个体化的管理目标"。

（2）先以泌尿外科作为试点科室，成功开展ERAS后，再逐步推广到其他手术科室，包括耳鼻咽喉头颈外科、胃肠外科、关节外科、肝脏外科和产科等。

（3）制定ERAS制度和管理流程（图2-4）。

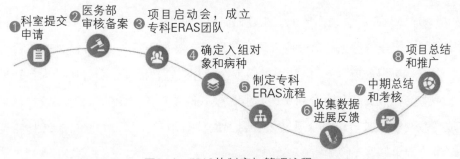

图2-4 ERAS的制度与管理流程

（4）建立ERAS协作团队，核心成员除了外科医师，还涵盖麻醉、康

复、影像、药剂、营养和护理等学科专家，形成了以"麻醉医师—外科医师—护士"的铁三角关系成员。学科主导MDT诊疗团队数量增至8个（图2-5）。

（5）建立了ERAS信息化管理平台。开辟了ERAS随访沟通讨论区，如泌尿外二区ERAS沟通群、产科快速康复群和ERAS临床研究群等。每天动态公布ERAS患者的入组和围术期恢复情况。

## 三 ┃ 特色 ┃

1. 麻醉主导。由医院成立ERAS领导小组，由麻醉科牵头组织MDT团队，并部署实施方案。

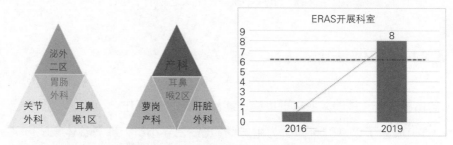

目标达成率 =（改善后−改善前）/（目标值−改善前）× 100%
=（8−1）/（6−1）=140%

图2-5　学科主导MDT诊疗团队数量增至8个

2. 以点带面。采用了"先试点，再逐步推广"的模式，成功一个，建立示范，再逐步推广。

3. 建章立制和管理信息化。组建ERAS核心团队，注重每个病种开展ERAS的建章立制，依托信息化平台进行管理，并强调有效的反馈沟通。

4. 开展多模式宣教。该院通过多种途径开展宣教活动，引导医护人员和患者转变观念，积极支持和配合新型医疗服务模式改革。该院团队将ERAS管理理念制作成宣教视频，被多个公众号转发，目前阅读量超过10万，并获得了2019年度最具影响力健康科普（视频组）二等奖。

5. 建立互评制度。在ERAS实践过程中，建立了麻醉医师、外科医师、护理人员和患者的四方互评制度，定期进行评价，促进医疗服务质量的持续改进。

6. 建立疑难病例库。该院建立了疑难病例库，指导ERAS临床实践和推进临床科学研究。

## 四 | 主要成效 |

（1）2016年8月21日，该院对首例肾癌根治术患者开展ERAS，达到了术后2h喝水、4h下床走路、3天出院的目标。之后，在泌尿外科腹腔镜前列腺癌根治术、腹腔镜膀胱癌根治术等术种开展ERAS，达到了术后住院时间缩短3天，术后排气时间缩短1天，镇痛满意度提高等成效。

（2）耳鼻咽喉头颈外科率先在全国开展功能性鼻内镜鼻窦术（FESS）、鼓室成形术、悬雍垂-腭-咽成形术、小儿扁桃体和腺样体切除术的ERAS管理，取得了良好效果。如鼻中隔成形术术后住院时间缩短、住院费用和焦虑评分下降。FESS术患者平均住院时间减少3天且住院费用减少500元。

（3）该院作为华南地区最大肝脏移植中心和全国第三大移植中心，实施了重症肝炎肝移植和小儿肝移植围术期ERAS管理，并牵头制定了国内第一个肝移植ERAS指南。

（4）该院打破传统择期剖宫产术观念，在华南地区率先开展产科ERAS近500例。

（5）该院用ERAS理念指导小儿肝移植，围术期成功率为98%。

（6）该院3年来累计共为1 7000名患者实施围术期ERAS管理，3年来ERAS数量平均达到5 830例次/年，相比改善前上升近6倍（图2-6）。

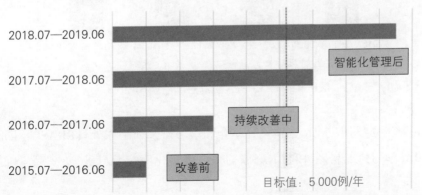

图2-6　ERAS手术数量

（7）开展ERAS的学科主导MDT诊治团队数量增加至8个，达到目标完成率140%。

（8）在中山大学附属第三医院天河院区手术台和床位数没有增加的前提下，从2016年的15 243台手术增加至2019年的 24 000台，手术量增加19.6%（图2-7）。

（9）ERAS组别住院患者满意度明显增高（图2-8）。

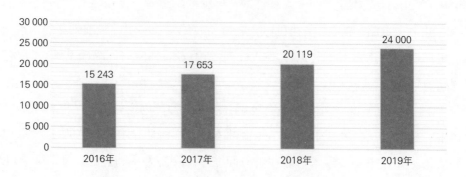

图2-7　该院天河院区大手术室手术量增幅为19.6%

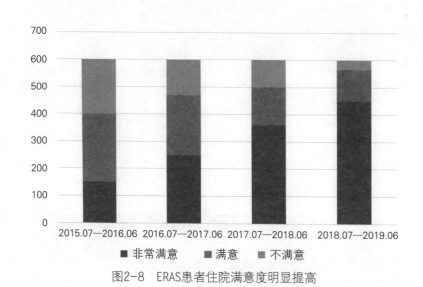

图2-8　ERAS患者住院满意度明显提高

（10）该院定期举办ERAS项目分享会和学习班，如泌尿外科ERAS学习班、麻醉科ERAS学习班、胃肠外科ERAS学习班、舒适化医疗学习班等。学员遍布全国各地。

（11）该院参与编写相关指南和工具书，诸如制定了《加速康复外科优化重型肝炎肝移植围手术期管理临床实践的专家共识》，编写了多本教材和内部参考书。

（12）该院开展了ERAS相关的临床研究（17个）和发表相关的临床研究文章（12篇）。

（13）发明专利和成果转化1项。

（周少丽　梁若怪）

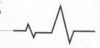

# 第三节

# 构建重症孕产妇急救管理体系

**编者按**：病理产科最严重的并发症即羊水栓塞。一旦发生，危及孕产妇生命。为保障母婴安全，在省内或市内建立重症孕产妇急救管理体系尤为重要。广州医科大学附属第三医院孕产妇救治中心是全省重症孕产妇急救网络的重要组成部分。该案例通过四个管理体系（院前、院内、科内、个体化管理），提高了该院重症孕产妇抢救成功率。该体系建设中充分体现了管理人员及训练有素的医护人员的关键作用，落实了医疗核心制度中的三级医师负责制；同时从风险管理角度，制定与完善了日常急救管理制度，坚持"时间就是生命"的理念，用科学管理的方法，使危重症孕产妇的安全得到保障。

## 一 ｜ 背景 ｜

广州医科大学附属第三医院于1998年创建了危重症孕产妇救治中心（简称"救治中心"），该救治中心是全省重症孕产妇急救网络的重要组成部分。

该院为了提高急危重症孕产妇的救治成功率，在分级诊疗过程中，充分发挥核心作用，近年来以加强重症孕产妇急诊急救服务的体系建设为突破口，不断改善医疗服务质量，提升医疗服务水平。经多年建设，该院产科为国家临床重点专科、广东省优势特色重点学科。

## 二 ｜ 具体做法 ｜

设立重症孕产妇救治中心，通过建立重症孕产妇院前抢救体系、院内急救抢

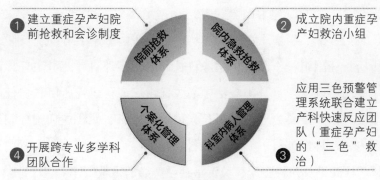

图2-9　急诊急救服务全面管理系统

救体系、科室内患者管理体系和个体化管理体系4个方面建立重症孕产妇急诊急救服务全面管理系统（图2-9）。

### （一）建立院前抢救体系

1. 健全重症孕产妇院前抢救的会诊制度。在救治中心办公室设立直线电话，外院求助时，由产科值班护士接电话，工作日通知救治中心副主任医师以上级别的医师评估，预排接诊人员及床位。非工作时间由值班护士通知二线值班医师或总住院医师接电话，如果二线值班医师或总住院医师正在做手术，由值班护士接电话并按要求做好记录后立即通知产科三线值班医师。医务人员接电话时，需详细了解患者病情及对方要求，并留下对方单位名称、地址、联络电话号码、联络人姓名、职务，报告产科三线值班医师，由产科三线值班医师决定对方是否直接转院或派人前往会诊或接诊，然后由接电话的医务人员答复对方，评估时间不超过5min。

2. 完善院前抢救程序。救治中心制定并不断完善了院前抢救程序，以便迅速有效地完成外院患者的会诊、转诊、接诊等工作。该救治中心制定了重症孕产妇抢救和治疗的各种诊疗常规；设有严格的值班制度和专线电话，保证了与外院的正常通信联络，保证了会诊、接诊工作顺利进行。

### （二）完善院内急救、抢救体系。

1. 成立院内重症孕产妇救治中心。救治中心由该院妇产科为主、其他科室为辅共同组成，其任务是重症孕产妇监测救治及教学科研工作，目的是不断提高重症孕产妇救治质量，降低产妇死亡率和新生儿死亡率。

2. 设立救治中心各层级负责人。救治中心设立领导小组，院长任组长，妇产科研究所所长任副组长，组员为医务科长和内科、外科、儿科主任，由医务科负责救治中心的协调工作。其中救治中心主任由妇产科研究所所长担任。同时，设立抢救小组，由妇产科主任担任组长，内科、外科、儿科主任担任副组长，成员包括神经内科、神经外科、心血管内科、呼吸内科、血液内科、肾内科、急诊科、麻醉科、检验科及儿科主任，负责重症孕产妇的抢救工作。

3. 独立设置重症监护病房（ICU）。该救治中心为独立设置的ICU。病房配备了较完善的抢救设备，配备有经验的医护人员负责ICU工作，制定严格的工作制度和管理制度，并制定危重症的抢救常规及程序，对危重症产妇进行24h连续监护。

4. 建立健全规章制度。全院各科都将救治孕产妇作为本科室业务工作的一部分，制定会诊、抢救制度，全力支持重症孕产妇的救治工作，抢救小组成员随叫随到，对需要转科的重症产妇，优先安排床位接受转科诊治。

5. 工作留痕。该救治中心存有重症孕产妇抢救的各种记录本（会诊记录本、转诊记录本、抢救登记本等）。每月统计有关数据，积累资料以便总结和提高。每半年进行一次工作总结，交流经验，找出存在问题，提出改进措施，并上报院长和医务处。

6. 加强基层培训。该救治中心积极开展重症孕产妇抢救科研工作，举办有关学习班，提高重症孕产妇抢救水平。开展下基层活动，提高基层重症孕产妇救治水平。

## （三）实行"三色"预警管理。

1. 进行三色预警分类。患者入院后，由管床的医护人员对重症患者实行三色预警管理，将高危孕产妇按病情严重程度（疾病的敏感指标）进行蓝色、黄色、红色分色预警，患者出现病情变化征兆时，迅速启动三色预警管理系统给予相应的医疗干预。

2. 创建产科快速反应团队。科室内创新性应用三色预警管理系统，由本科室内医护人员组成产科快速反应团队。针对产科突发情况多、患者病情变化快、易发生产科危重症危害母婴生命的特点，结合采用三色标识管理方案，将危重症孕产妇按疾病严重程度予以不同的预警（红色、黄色、蓝色），根据预警启动快速反应团队进行诊治抢救。

3. 三色预警管理的回顾性分析。该救治中心根据三色预警系统启用的标准，对在该院高危产科住院的703例纳入三色预警管理的孕产妇临床资料进行了回顾性分析，703例三色预警管理病例中蓝色预警497例（70.70%），黄色预警144例（20.48%），红色预警62例（8.82%）。蓝色预警孕产妇入住ICU率为7.85%，孕产妇死亡1例；黄色预警孕产妇入住ICU率为24.31%，孕产妇死亡2例；红色预警孕产妇入住ICU率为43.55%，孕产妇死亡5例。结果显示三色预警管理系统可用来评估病情严重程度及提高医护对疾病的判断治疗，对提高患者生存率、改善妊娠结局、降低孕产妇并发症发挥了积极作用，而且该三色预警管理系统临床使用方便，对产科疾病严重程度的预测具有较好的特异度和较高的敏感度。

### （四）开展多学科联合诊疗（MDT）模式救治特殊病例

救治中心对于重症孕产妇的抢救，启动产科快速反应团队，医院内的孕产妇救治团队的专家随时到场进行多学科讨论。专家团队的组建由医院院长牵头，授权各科室主任或者主要骨干，并且责权清晰，定期检查，评估抢救效果。严格落实孕产期保健、多学科协作工作制度和工作流程，在抢救过程中，严格规定专家团队到位的时间，正常工作时间，10min内专家必须到场；非工作时间，30min内所需要的多学科团队成员全部到位；每次参加多学科抢救的专家应该为主任或者相关科室骨干（签约专家）。由医务科负责定期检查。产科MDT团队共同管理重症孕产妇的模式具有重大意义，已经取得较好的效果。

## 三 | 特色 |

无缝隙对接院内外急救系统保障了母婴安全。规范化治疗与个性化治疗相结合，使特殊、疑难杂症的孕产妇得到更好的救治。

## 四 | 主要成效 |

该案例通过4个管理体系的建设，提高了该院重症孕产妇抢救成功率，并且根

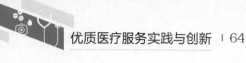

据临床实际情况更新制度，持续改进，完善了急诊急救服务系统。

### （一）凝心聚力确保母婴安全

2018年至今，该院有136位重症孕产妇通过MDT团队共同管理的方法，安全出院。其中2018年多学科共同抢救生命垂危的高危孕产妇共70人；2019至今66位患者通过MDT多学科团队管理脱离生命危险，安全出院。该院在2018年全年组织多学科讨论152次；2019年至今已组织76场MDT多学科团队讨论。例如，周女士羊水栓塞，该救治中心组织全院会诊10多次，医务科、产科、重症医学科、麻醉科、心胸外科、血管外科、输血科等10多个专科的20多位专家共商对策，举全院之力对周女士进行救治，成功挽救了她的生命。同样，由茂名市转诊的一位重症孕产妇经过多学科会诊40多次，最终才转危为安。

### （二）三色预警管理提高了救治成功率

三色标识帮助医务人员在患者出现病情变化最初征象时可以快速反应抢救患者，提高了识别和管理产科患者的能力，降低孕产妇及围产儿死亡率。2013年至今三色预警管理救治管理模式成功救治了7 383例重症孕产妇，有效地缩短了患者发生病情变化时的处理时间；有效处理率由88.5%提高至93.2%，ICU入住率由5.4%降至3.9%。

### （三）成功案例回放

成功救治的病案1：2019年2月，广州医科大学附属第三医院广州重症孕产妇救治中心收到呼叫，茂名市某医院一名产妇徐女士病危，急需转广州救治，在与对方充分沟通、保障运输途中患者安全的前提下，茂名、阳江、江门、佛山和广州五市交警4个小时接力，为这位孕产妇开辟生命快速通道。产妇直接经绿色通道被送到了该院（广州重症孕产妇救治中心），麻醉、手术室等随时待命，为抢救赢得了宝贵的时间，在患者病情稳定后迅速进行了手术。该产妇经历羊水栓塞、产后大出血、心搏骤停等产科重症，经过1个多月40多次联合多学科会诊，重症产妇最终转危为安。

成功救治的病案2：2019年7月，高龄、高危产妇周女士在剖宫产时突发羊水栓塞，之后出现反复心搏骤停、产后大出血等，经医务人员抢救病情一度好转，但随后患者又出现多器官衰竭、肺栓塞、重度感染等危急情况，多次"命悬一线"，每一次抢救都是紧急召集各科室专家及时会诊，产科团队快速反应。该院十几个专科、20多位专家联手帮她闯过一道道"生死关"，打赢了这场"生死争夺战"。周女士经历羊水栓塞、心跳反复骤停、产后大出血等严重并发症后，最终被救治中心成功救治。

（苏春宏　刘敏涓）

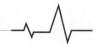

# 第四节

# 心血管外科无输血手术实践

**编者按：**中国医学科学院阜外心血管医院早在1994年就开始关注无输血手术，时隔20年后建立起我国第一个"无输血心脏外科中心"。无输血手术，是一种外科医学技术，旨在术前、术中、术后通过各种现代高科技手段和方法，使出血量减至最低，最大限度地减少异体输血，避免因输血而出现交叉感染和并发症风险。同时推广自体血液回输，运用回输技术保证患者血容量及血色素等需求。这是科学安全用血的新观念和新技术，也是节省社会公共资源的创新性举措，具有鲜明的社会效益和技术效益。

## 一 ┃ 背景 ┃

心血管外科手术操作部位是心脏大血管，常常在体外循环下完成。手术时间长、创面大等特点导致心血管手术出血量及异体血输注量比一般手术显著增多。大量输注异体血可引发各种免疫反应风险，也容易导致肺及肾功能不全等并发症。因此，无输血手术对心血管外科更有十分积极的意义。

中国医学科学院阜外医院深圳医院外科自2018年12月起全面推行无输血手术理念，经多学科有效沟通及协作努力下，优化了输血标准及术中血液保护措施，明显改善心血管手术用血现状，显著提升心外科诊疗质量。

## 二 ┃ 具体做法 ┃

### （一）更新理念，统一认识

通过麻醉科、体外循环科、外科、ICU沟通，对无输血手术形成共识，多学科密切协作。

### （二）落实每个患者出手术室前完成自体血液回输

自体血液包括体外循环前放出的自体血液、机器余血、洗涤红细胞悬液三个部分。每个成年人心血管手术，都安装血液回收机，在体外循环使用前和鱼精蛋白中和后，回收术野出血，经处理成洗涤红细胞悬液回输。

### （三）制定手术室内血制品输入指征，实施以下指标评估

（1）浓缩红细胞系列指标评估。
（2）新鲜冰冻血浆（FFP）系列指标评估。
（3）浓缩血小板系列指标评估。

### （四）制定并实施血液保护措施

（1）避免心率快、血压高的高循环动力学反应，减少围术期心肌梗死等心血管不良事件发生，减少术中出血及创面渗血。

（2）恰当合理地抗凝和拮抗。合理使用肝素，控制鱼精蛋白用量和提升鱼精蛋白使用效果。本着"少吃多餐"原则，降低鱼精蛋白使用总量，科学、有效地中和肝素的抗凝作用，避免了鱼精蛋白过量导致的凝血功能障碍。

（3）抗纤溶止血。使用氨甲环酸能够有效明显减少术野渗血，减少术后出血，保护患者凝血功能，同时也减少鱼精蛋白的使用量，起到了显著的血液保护作用，为解决血源短缺及用血安全问题提供了很大的帮助。

## 三 ｜特色｜

### （一）彻底颠覆了心外科大手术"输血"的理念

无输血手术是科学、安全用血的新观念和新技术，目前心血管手术无输血率已基本稳定在80%的高水平。实践证明，大量减少异体血液输注率和输注量能显著降低异体血液输注造成的免疫反应、凝血功能紊乱等并发症，避免交叉感染的发生，有效地减少预后不良影响。

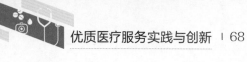

### （二）成为节省公共社会资源的创新举措

实践表明，机器余血的及时回输，并不会增加围术期出血，反而能及时为患者提供新鲜血细胞及补充血容量，推广自体血液回输，运用回输技术满足患者血容量及血细胞的需求，可以减少异体成分血液使用量，减少因输注异体血液产生的相关费用。这既是患者自身资源的充分利用，也是节省社会公共资源的创新性举措，具有鲜明的社会效益和技术效益。

### （三）推进手术围术期输血标准化

手术围术期输血标准的统一和实施，长期以来仁者见仁，智者见智，该院麻醉科和血液科经过多年临床经验总结，制定了清晰的术中输血标准，在保证患者手术安全完成的同时，避免了围术期外科、麻醉科及体外循环医师各种主观因素导致的异体血液过度输注。

### （四）强化围术期血液保护和质量安全

术前在外科医师和麻醉医师的共同努力下，提前消除不利因素，使患者围术期血液保护获益。通过落实术前访视，缓解患者紧张，规范术前药物的使用，确保每位患者进入手术室处于安静、平静的状态。

## 四 ┃ 主要成效 ┃

（1）推行无输血手术理念以来，心血管手术异体血液例均用量大幅度下降。据血液科统计，大外科手术例均红细胞用量已降至1U左右，血浆例均已降至200～300mL（图2-10）。

（2）据2019年4—10月与2018年4—10月同期比较，外科手术红细胞总输注量、血浆总输注量显著下降，手术例均红细胞和例均血浆用量也随之显著下降。（表2-4、图2-11）

（3）除外个别特殊手术（如二次开胸止血），自体血液输注率几乎达到100%，据体外循环科统计，2019年1—10月，体外循环手术共636例，自体血液输注量每例达1 177mL。

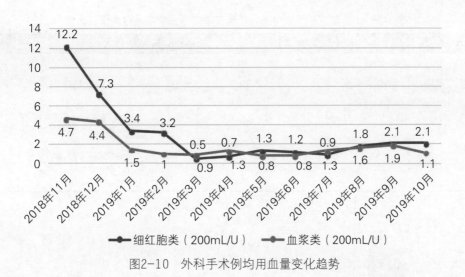

图2-10　外科手术例均用血量变化趋势

表2-4　2019年4—10月与2018年同期外科手术异体血液使用情况对比

| 项目 | 2018年4—10月 | 2019年4—10月 |
| --- | --- | --- |
| 红细胞/U | 4 245.8 | 686.5 |
| 血浆/00mL | 4 661.14 | 757 |
| 红细胞例均/U | 8.69 | 1.18 |
| 血浆例均/00mL | 9.54 | 1.3 |

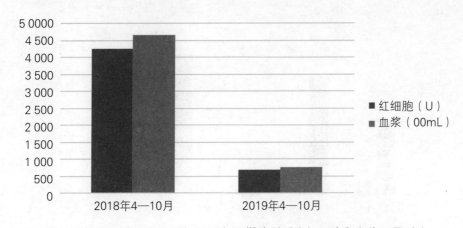

图2-11　2019年4—10月与2018年同期外科手术红细胞和血浆用量对比

（4）2018年第三季度与2019年第三季度心血管手术用血情况对比及成分输血量对比（表2-5、图2-12、图2-13）。

表2-5 2018年第三季度与2019年第三季度心血管手术用血情况比较

| 项目 | 2018年第三季度 | 2019年第三季度 |
| --- | --- | --- |
| 心血管手术/例 | 218 | 234 |
| 自体血液回输率/% | 30.77 | 88.0 |
| 异体血液会输注率/% | 49.4 | 19.2 |
| 红悬液/U | 294.5 | 56 |
| FFP/00mL | 458.5 | 91 |
| 血小板/治疗量 | 41 | 41 |
| 冷沉淀/U | 542 | 200 |

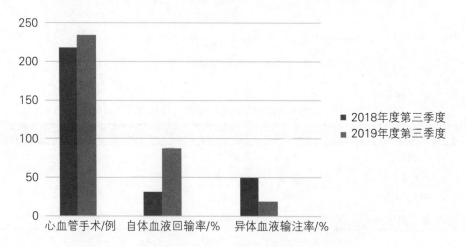

图2-12 2018年与2019年第三季度心血管手术及输血情况对比

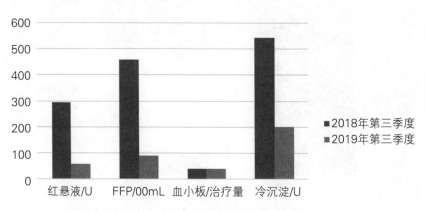

图2-13 2018年与2019年第三季度成分血液用量对比

由上可见，该院心血管手术自体血液输注率和输注量显著上升，异体血液输注率和输注量显著下降。

（曾冰 梁若柽）

第三章

# 拓展信息平台
# 打造智慧医疗

第一节

# 构建智慧临床输血闭环管理系统

**编者按**：众所周知，血液为稀有资源，目前在我国无偿献血制度下仍无法满足临床需求。因此，如何合理、科学地用血是业内同行高度关注的问题。成分输血推行多年，三级甲等医院成分输血率可达90%以上，但二级甲等医院仍未达标。下面的案例利用信息化手段对输血工作流程进行了再造。缩短了血液制品从血站到医院输血科（血库）的入库时间。不断完善的输血管理信息系统能很好地支撑全院医师合理申请用血，使用血审批过程加速，该系统还能辅助护士核查、监控输血全过程，降低了输血出错的医疗风险。同时下面的案例利用信息化生成各种数据表格，建立了标准化的输血管理体系，使输血管理的政策法规落到了实处，使患者用血更安全、更便捷，对提高医疗质量安全、改善医患关系有重要的促进作用。未来期待该系统能利用人工智能技术辅助输血管理全流程，优化临床输血工作流程，普及成分输血，使输血更为合理、科学，使患者用血更放心。

## 一 ┃ 背景 ┃

随着卫生部2012年《医疗机构临床用血管理办法》的正式颁布实施和各医院《三级综合医院评审标准实施细则》的落实，如何创新性地改进医院输血管理信息系统，将科学、合理、规范的理念贯穿临床用血的每个环节，让生命的热血以更"智慧"的方式传递给患者，正在得到医疗机构临床输血工作同行的重视。近年来广州医科大学第二附属医院输血科利用信息化手段实现了临床输血的闭环管理。

为了进一步提高医疗质量、保障患者安全及提高工作效率，该院提出要对输血全过程进行质量管理。而输血的全过程质量管理涉及的部门和人员较多，包括医务科、输血科、临床医师、护士、运送部等。输血科项目负责人及团队成员与信息科合作，设计临床输血闭环管理方案，其目的是提高临床医师、护士、相关管理人员的工作效率，改善患者就医体验。

## 二 | 具体做法 |

### （一）改善临床输血工作流程

1. 整合数据平台。整合院内多个数据平台与输血系统对接，实现数据的互联互通，让医师只需输入患者住院号，系统即可自动调取医院信息系统（HIS）和实验室信息系统（LIS）数据，同时提取最新一次检验结果，帮助医师对申请的血液品种和数量进行快捷、精确地评估。

2. 加强前置审核。首创"系统识别+人工补充"的用血前审核程序，改进了临床医师的用血工作流程。

3. 自主研发输血审核智能工具。该院自主开发了"客观数值范围+描述性补充"的智能化判别输血申请的合理性模块，即"客观数值输血指征+不同血液成分"的描述补充，供医师申请时勾选（也可自行按照患者实际情况增加描述性指征），系统自动预判其合理性，提交后待输血科进行进一步确认，完成用血前审核程序。

4. 设计输血管理工作表格。系统同时设计多个统计表格，通过数据智能分析显示各手术科室的用血量及合理性，完善系统自动判别指标，可用于输血合理化的管理，让医师不断加深科学合理用血的理念。

5. 建立智能审核系统。智能筛选任意24h内大量用血病案（大量用血是指用血量或备血量≥1 600mL/24h，根据临床用血申请分级管理规定，大量输血需报医务部门批准），智能动态精确统计实际用血量。当系统检测到输血申请量达到大量用血标准时，系统会提示医师在内网办公自动化系统（OA）上进行报批，内网OA同时提示审批人员临床有大量用血申请报告需要审批。网上办公，节省了大量的人力环节，并使得每一步有迹可循，工作效率直线上升。

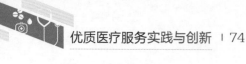
## （二）减轻护士工作负担

1. 重新修改发血报告单上的血袋录入规则。对10袋以上血浆同时发出的情况，将输血科与取血护士的核对时间由15min缩短至3min。血浆置换时，因用血数量多，血袋号长，系统自动生成的发血明细无排序、无间隔，护士取血核对非常耗时且易出错，临床输血护理人员双人核对同样困难。因此，对系统中发血报告单上的血袋录入规则进行修改，以方便护士核对，保障输血安全。系统程序将发血明细按录入顺序排序，并且按照血袋包装上的条码排版做隔断，节省了交接核对时间，最终使得血液从出库到输注患者体内的时间大大缩短，同时也起到了保护血液有效成分的作用（图3-1）。

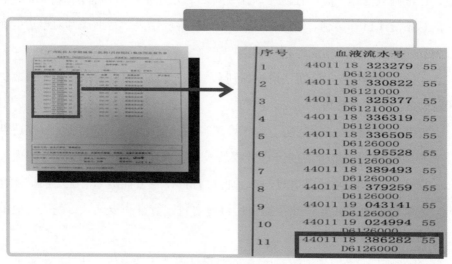

图3-1　重新修改后的易读血液流水号

2. 引入便携式个人数字辅助（PDA）机。电子病历的出现，实现了纸质填写到电子录入的转变，但是对于临床科室的护士来说，在电脑上录入《输血安全护理单》是一件费力的事情，输血开始时间、输血结束时间、患者体温、有无输血不良反应等，都需要仔细观察。如果有多个患者同时输血时，要在电脑上同时记录每个关键的时间节点，记录繁复。该院输血科和信息科联合引入的配合移动护理系统专用掌上电脑PDA机后，把输血系统的护士工作站"放进"了小小的PDA机里，在输血的各个重要环节，实现了系统提醒功能、自动截取和记录时间点功能，如输血前体温检测提醒、前15min输注巡视提醒、3h智能提醒功能（血液从输血科出库后，必须在4h内输注完毕），使制度落实到每一步的提醒和监护中，让护士在烦琐的工作中更加地安心、有序。

### （三）普及输血相关政策及科学宣教

该系统储存了最新的输血相关政策（如献血人需要满足什么样的条件、携带的证件有哪些、优先用血的适用人群）、相关法律法规、知识（输血适应证、输血风险等），用于向患者普及。同时，该院输血科原创了血型小剧场的系列动画，在该系统进行播放，让患者家属通过视频了解献血政策及血型的相关科普知识。临床输血的闭环管理的最终结果改善了患者就医体验。

### （四）加强院内外协同管理

1. 加强院内外联合管理。为加强输血安全及合理、科学地用血，该系统用互联互通方式实现了输血全过程质量监控。系统对外联接广州市血液中心血液预约系统，血液出站运到医院核对数量即完成入库。同时连接院内临床用血科室及相关职能管理部门。大量、特定的用血管理模块加强了输血安全及合理、科学地用血，如输血不良反应的上报及统计分析模块、输血病历质量控制模块的建立、任意时间段的输血总量对比、单病种用血的统计、有效性评价模块的设计、大量用血的统计分析等（图3-2）。

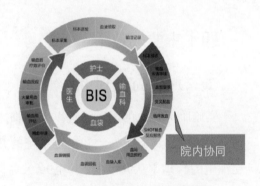

图3-2　临床输血闭环管理模式

2. 设置实时数据传送。为了让输血的各个环节更加有序，并且便于对输血全流程进行监控和干预，系统设计延伸出了监控屏的实时数据传送功能，让血液品种库存量、当日申请量总和、已配血患者信息、交接班明细、血液全程输注时间轨迹等一目了然，当工作人员接受临床咨询时，能在第一时间迅速解答。

展望未来，通过对该系统收集的数据进行挖掘和分析，可用于改善输血管理，指导临床精准输血和进行科学研究。

## 三 ｜特色｜

### （一）该系统智能化程度高

该输血管理系统针对医师、护士及医院管理者的工作流程进行了合理的设计，用大量新的IT技术实现了人机对话，提高了输血管理水平。

### （二）大幅度提高了工作效率

信息化管理明显缩短血液从申请到输注全过程的时间，满足了临床输血管理的需要。

### （三）保障了医疗安全

用信息化手段实行临床输血闭环系统化管理，可减少人为差错，确保医疗安全。

## 四 ｜主要成效｜

### （一）实现了合理用血

实施临床输血的闭环管理以来，临床医师、护士及相关管理人员工作效率更高，患者就医体验更好。经上述系统的开发与应用，2015—2018年，其全院使用红细胞的合理率从90.9%提升至99.92%，使用血浆制品的合理率由83.8%提升至99.14%，成分输血率显著提高。

### （二）通过了信息互联互通标准化成熟度等级评估

从2014年到2019年，该系统由简单的血液预约、配发血液功能扩展到36个查询模块、40个统计报表，服务100 129人次。该院在2019年通过国家医疗健康信息互联互通标准化成熟度等级评审，成为广东省首家顺利通过此项评定的医院。

### （三）获使用者好评

"信息系统强大的智能推动作用，使录入时间实现从10min到30s的跨越，抢救的时候不用手忙脚乱地填申请了！"

——ICU医师

"再不用为写错用血记录和临时找不到领导签名而苦恼了。"

——神经内科医师

"终于不用拿着十几袋血一包一包找血袋条码核对了！"

——血液科护士

"从移动护理车跨入便携式PDA的时代，输血系统的护士工作站好像被放进了小小的PDA机里，智能化的输血管理模式让我工作起来更加安心、有序了。"

——消化内科护士

"人工7小时，系统30秒——院内与院外互联互通，让输血科的工作流程更加智能化。"

——输血科同事

"对于想要了解的输血相关问题，只要问问系统就可以解决了。原来血型也可以这么有趣，长知识了！"

——患者家属

"医师事先把我要准备的讲清楚了，一趟就办好了优先用血手续"

——患者家属

（刘玢　朱跃辉　刘敏涓）

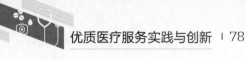
## 第二节

# "互联网+智慧医疗"打造医疗服务新模式

**编者按**：医改新政提出把医院建设与"互联网+"相结合，传统医疗服务模式向"互联网+智慧医院"创新服务模式转变。佛山市第一人民医院的信息化建设整合了"互联网+"、智能终端、医疗大体措施、主要数据、云计算、4G/5G（第四代或第五代移动通信技术）、物联网等主流技术。该院对现有医院的诊疗服务流程进行优化，对医疗质量进行智能化管控，对健康医疗大数据进行分析利用，具有示范效应。基于"互联网+"技术条件下的人工智能医疗创新应用平台，把"互联网+智慧医院"服务模式与医院、患者的需求更好地融合，在不断增长的需求中提升品质，改进医疗服务机制，改善服务体系，提升患者满意度，是医院发展的新方向。

## 一 ┃ 背景 ┃

为贯彻落实《粤港澳大湾区规划发展纲要》，推进高水平医院"登峰"建设，实施"攀高峰、强学科、高质量、冲百强"计划，作为"登峰计划"重点建设单位，佛山市第一人民医院在广东省内率先取得互联网诊疗服务的"医疗机构执业许可证"并成为广东省首批智慧医院建设单位、广东省首批互联网医院。该院信息化建设整合了"互联网+"、智能终端、医疗大体措施、主要数据、云计算、4G/5G、物联网等主流技术。

## 二｜具体做法｜

### （一）优化患者诊疗体验

1. 简化诊疗环节。以优化患者诊疗体验、提高满意度为目标的患者服务平台借助传统互联网和移动互联网技术，对该院积累多年的患者行为大数据进行分析，简化诊疗环节，细化服务内涵，在诊前、诊中、诊后提升患者满意度。

2. 打造移动医疗服务平台。自2014年以来佛山市第一人民医院打造了包含微信服务号、支付宝生活号、智能停车APP、患者转运APP、移动健康服务等在内的移动医疗服务平台，提供人脸识别注册绑卡、预约挂号、门诊缴费、停车缴费、报告查询、体检预约、检前和检后健康评估、在线办理入院、补交押金、住院费用一日清单、发布健康资讯、开展健康教育等服务。预约号源全部开放到市统一预约挂号平台，实现"一键就诊"。

### （二）多渠道提供医疗服务

1. 监控医疗环节。以保障医疗安全、提高医疗质量为目标的临床诊疗平台借助条形码、射频识别（RFID）、4G网络等技术，对比较容易产生医疗安全事件的环节进行监控，提高医疗质量。

2. 建设信息系统。基于数字签名的电子病历系统、电子临床路径管理系统、手术麻醉信息系统、全条码化输血闭环管理系统、消毒供应追溯管理系统、用药集中调配中心（PIVAS）管理系统、移动查房、数字护理看板、手机电子病历、合理用药系统等信息系统的建设。

3. 自主开发医疗质量监控管理系统。把医疗质量、财务运营、科教、满意度等14项质量相关的指标纳入监控，为质量管理和绩效管理提供有力的依据。该院自主开发日间手术中心管理系统，建立54个日间病种和手术临床路径。

4. 搭建互联网在线诊疗平台。通过基于移动互联网技术的互联网在线诊疗平台，构建线上、线下一体化的医疗服务模式，提供图文问诊、视频问诊等多种诊疗方式及在线开方服务。

5. 打通远程医学中心。通过基于5G技术的远程互联网医院里的远程医学中心，打通区域医疗联合体（简称"医联体"）医院内及国际远程联合诊断中心，远程医学中心是互联网医院服务内容，可提供远程会诊、双向转诊、云影像（PACS）、远程教育、国际会诊等服务。远程医学中心建立了区域双向转诊快速通道。

6. 开通在线个人诊疗。基于5G技术的互联网在线诊疗为个人提供如智慧就医、导医分诊、复诊咨询、药事服务、健康管理等互联网诊疗服务。平台所有用户必须通过公安系统的实名认证，通过省监管平台，就医记录有迹可查。在此基础上，打造线上健康管理中心、线上影像中心等专科全流程服务，同时提供网约护理服务等业务。

7. 提供预防保健指导。通过5G互联网医院的服务，为诊疗平台的群众的健康提供预防保健指导，对全生命周期进行健康管理。

## （三）实现精细化管理

1. 动态监控收入、成本。以实现精细化管理、提高运营效率为目标的运营管理平台拟整合医联体内部现有人力资源、设备耗材、药品、总务物资、财务等数据，建立医院企业资源计划（ERP）系统，实现收入、成本动态监控。

2. 打造医联体信息系统。积极落实国家推进医联体建设、实施分级诊疗战略，打造精细管理、高效运营的医联体信息系统，落实医改政策。

## （四）开展大数据应用

1. 利用知识库平台。以开展大数据应用，提高科研和医疗决策支持水平为目标的知识库平台利用自然语言处理技术（NLP）和机器学习技术对医院累积的大量健康医疗大数据进行抽取、清洗、转化、分析，形成医疗大数据平台，辅助医院开展诊疗知识库应用、临床科学研究、人工智能辅助诊断、专家决策支持系统等。

2. 分析大数据。经过多年的累积，该院生产经营过程中产生的大量数据已经成为该院重要的资产之一。随着助力公立医院绩效考核指标、医保病种分值付费改革、高水平医院"登峰"计划等政策的出台，佛山市第一人民医院也在积极探索大数据利用，最大化地发挥它的价值。该院目前已开展智能物流机器人应用、影像智能辅助诊断、电子病历自然语言分析处理等应用；引入安防人脸识别系统，对接公安数据库，通过大数据分析、动态人脸特征识别等技术手段捕捉犯人。

3. 建设运营、临床、科研三大数据中心。该院正在建设信息集成平台及运营、临床、科研三大数据中心，计划引入科研综合管理平台、合理用药前置审方平台、临床诊断知识库。

## 三｜主要成效｜

### （一）提高患者满意度

1. 实现线上预约挂号。目前，佛山市第一人民医院实行实名就诊，微信服务号实名绑定用户已超过100万，线上预约挂号率达92%，工作日线上交易每日12 000笔，人工挂号缩减为2个。微信服务号支付交易量2018年达292万笔，服务体检患者12万人次，每日为2 500名住院患者提供电子住院一日清单，每日近万车次进出医院，其中有50%的车辆使用微信支付。

2. 引入导诊咨询。门诊客服中心开展客户管理服务，落实患者咨询、一站式投诉受理、满意度调查工作，每天接受电话或现场咨询等服务近900人次。同时，引入智能导诊机器人在大堂开展导诊咨询服务，日服务患者达500余人次（图3-3）。

3. 开展自助服务。在院内各区域部署了各类自助服务终端设备87台，

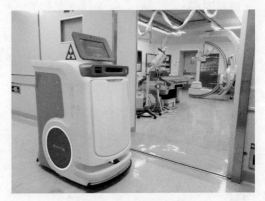

图3-3　智能导诊机器人

开展医技报告打印、胶片自助打印、挂号缴费服务、门诊处方及病历打印等服务。同时为实现诊间支付，还在诊区和住院各楼层部署了90余台迷你扫码支付设备，患者关注医院服务号，即可实现扫码交押金、就诊签到、预约取号、交住院押金等。

4. 发放电子健康卡（码）。继2012年佛山作为国家居民健康卡首批试点城市，在佛山市第一人民医院举办启动仪式后，2019年3月26日又承办了广东省全国电子健康卡（码）佛山市首发仪式，首发当天就受理了1 095张电子健康卡申领。

5. 检验采血智能化。启用新门诊检验中心，引入检验智能采血自动化流水线，改善采血环境，提高采血速度，优化了检验流程，每日为1 000余名检验患者进行采血服务。

6. 建设智慧药房。在门诊住院药房安装6套自动摆药机，极大地提高了发药效率及准确性，并节省患者等候时间，患者等候时间也由以前的平均15min缩短为不到6min。

## （二）提升医疗服务质量

1. 保障医疗安全。临床诊疗平台的监控有力保障了医疗质量和安全，使佛山市第一人民医院2015年顺利通过广东省首批三级甲等医院复审。2018年纳入电子临床路径管理占比达到54.76%。

2. 方便患者就医。"互联网在线诊疗"平台打破看病时空限制，使更多优质的医疗资源惠及更多群众，加强医患间的沟通联系，通过提供图文问诊、视频问诊等多种诊疗方式及在线开方，有效减少复诊患者、慢性病患者往返医院次数并节省了就医时间；给医务人员提供更完善的服务平台，给患者更全面细致的就医体验。

3. 保障双向转诊过程。通过远程诊疗中心建立的"区域双向转诊快速通道"，真正实现患者在双向转诊过程中的安全保障和医疗的可连续性，特别是医联体内的转院评估，让患者更安全。

4. 回归医疗公益性。诊疗平台为群众的健康提供预防保健指导，造福广大百姓，真正服务百姓，回归医疗公益性。

## （三）提高运营效率

运营管理平台实现收入、成本动态监控。精细管理、高效运营的医联体信息系统，落实医改政策。

## （四）提高科研和医疗决策支持水平

对接公安数据库，通过大数据分析和动态人脸特征识别等技术手段捕捉犯人，到目前为止已协助公安机关逮捕23名在逃犯人和52名吸毒人员，也帮助医院保卫科有效地打击"黄牛党"。建设运营、临床、科研三大数据中心，逐步开展诊疗行为分析、运营数据分析和流行病学研究，优化医院各个诊疗环节的流程，提高管理和决策水平。

（段光荣　陈冰）

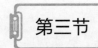

第三节

# 搭建远程智慧医疗

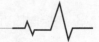

**编者按：** 网络医院以实体医院为主体，互联网医疗平台为支撑，利用互联网手段、物联网工具，完成网络互联、信息互通。广东省第二人民医院是全国首家互联网医院——广东省网络医院，联通一级、二级、三级医院优质医疗资源，联接社区、乡（镇）、卫生站、医务室和大型药店、养老等专业机构，实现机构点对点、医患面对面的线上接诊、开方，远程会诊、远程示教、远程检查诊断等一系列方便、快捷、安全、可及的措施，解决了医疗资源下沉、服务群众"最后一公里"的医改难题。

## 一｜背景｜

广东省第二人民医院在"健康小屋"成功运行的基础上大胆创新，于2014年10月25日获批成立全国首家互联网医院——广东省网络医院，创新服务模式，升级服务手段，打造远程智慧医疗。

## 二｜具体做法｜

1. 创新服务模式。该院创建了"互联网+精准扶贫""互联网+大众医疗""互联网+药品配送""互联网+医养结合""互联网+智慧医疗"等服务模式。

2. 延伸服务对象。为彰显公益性，该院于2018年9月在网络医院服务模式基础上，进行了调整。互联网医院服务正在向大型企业、物业小区、社区基层、戒毒所、看守所和贫困村延伸和转型，已在医疗健康精准扶贫、人工智能研发应用、智慧医疗线上和线下专科服务及远程会诊、远程检查诊断、AI医师进家庭、医联体、医疗服务共同体、专科联盟等新型服务模式上持续创新。

3. 升级服务手段。2018年开始，该院建立智能分诊、智慧物流、智能管理、人工智能全科西医、AI中医、AI皮肤、AI影像诊断等21项智能系统。该院于2019年在广东省率先将5G技术应用在医疗实践中，于2019年4月1日开展了广东省第二人民医院与阳山县人民医院的"5G+4K"双向端到端的手术指导与示教，同时大力推进基于互联网的远程会诊、远程心电图、远程影像、远程超声及教学等远程医疗业务，在省、县、镇、村的医联体内广泛应用。

4. 打造智能健康管理新模式。基于对医院积累的健康大数据分析利用，该院于2018年发布《广东省健康管理蓝皮书》，推出基于人工智能的大健康管理平台。广东省第二人民医院利用大数据正在全力打造5G医院、智慧社区医院、智能护理平台、无人诊所及医师、营养师、健康管理师共管的智能健康管理新模式。

## 三 | 主要成效 |

1. 广泛覆盖。截至2018年11月，网络医院已在全省21个地市建立了网络医院分院19家，在乡镇卫生院、卫生站、社区服务中心、学校医务室、戒毒所、海关及监狱卫生所等机构建设网络接诊服务点13 970所、接诊总人次1 770人，开具处方15 583万张，平均每张处方58元左右，无1例医疗纠纷。2018年全年开展各项远程医疗业务3.5万例，2019年至今开展各项远程医疗业务近3.8万例。

2. 公益推广。远程医疗在试点成功的基础上已在全省2 277个贫困村、12家社区卫生服务中心及卫生院、4家医联体单位、3个物业小区、2 300家养老机构推广应用，承担开发、管理广东省互联网医疗监管平台和国家级AI家庭医师等项目，帮扶新疆喀什、西藏林芝、四川甘孜、山西永和等地互联网医院建设、贫困村健康小屋项目支持等工作。

3. 组建联盟。该院互联网医院是最先牵头组建全国互联网医院联盟的，承接了国内外兄弟单位的参观学习300余场次，先后指导并培训了河南、浙江、湖北、四川、河北、广西等多家互联网医院的建设。

4. 编写规范。该院编写了互联网医院操作流程、制度、工作职责、考核办法、建设标准及疾病诊疗指南、心电图解读指南、远程医疗的管理办法，为国家、省提供可建设的政策性汇报材料11篇。该院受托撰写《广东省智慧医院建设指南》《广东省医疗卫生高地行动计划实施方案》的"网络医院建设、运营、标准、管理"、起草《广东省远程医疗管理办法》，参与国务院办公厅2018年4月25日出台的国办发〔2018〕26号《关于互联网+医疗健康指导意见》、国家卫健委（2018）25号《关于互联网医疗管理办法3个文件》和广东省人民政府办公厅粤办发（2018）22号《关于广东省互联网+医疗健康行动计划》的修订。

5. 引领行业。该院率先牵头组建广东省互联网移动医疗专业委员会并成为主委单位，连续三年承办全国性互联网（移动）医疗学术会议，起到引领互联网医院的建设和发展的排头兵作用。

6. 交流经验。该院在2016年6月23日"广东省互联网+"大会上以"互联网+大众医疗"为主题进行会议交流，后多次在全国学术交流会、论坛、培训班上进行经验交流。

7. 宣传报道。2015年7月21日全球权威杂志《柳叶刀》刊登《网络医院：中国的一场新兴革命》，同年7月23日《中国日报》美国版刊登《广东网络医院成功使用高科技》。2018年12月在加拿大远程医疗顶级杂志 *JMIR medical informatics*（1区）上刊登《运用远程医疗解决中国广东省农村地区医疗资源分布不均问题的优势和挑战》一文。另有5篇关于网络医院的医学论文，其中3篇刊登于《科学引文索引》（SCI）杂志，2018年参编出版《中国医疗联合体建设与健康扶贫》一书，中央电视台1台、中央电视台2台、广东电视台及《人民日报内参》《人民日报》《健康报》《南方日报》《南方都市报》等均有相关报道。《人民日报内参》第555期在2016年4月以题为《广东省第二人民医院探索互联网医院新模式》的报道介绍了该院实现医疗资源下沉、建立分级诊疗体系的经验并进行推广。该院先后有"基于物联网的城乡一体化智慧医疗体系示范化建设""互联网+大众医疗平台建设""网络医院成本效益评价指标体系"等课题及网络医院专用智能电子听诊器、远程在线听诊平台科研项目，开发了疾病诊断、处方流转、药品审方、服务评价、医疗行为监管平台等。

（周其如　陈冰）

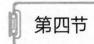 第四节

# 微信公众号药学服务平台的构建与运营

**编者按**：医改的深入发展和国家药物管控政策的强力推进，推动了医院药学服务模式从以保障药品供应为基础、以管理药品为中心的被动工作模式，逐步向以患者为中心、以合理用药为核心的主动服务模式转变。广州市花都区人民医院探索建立了互联网药学服务平台，以当前最流行的微信公众号作为载体，基于浏览器/服务器（BS）架构与客户端/服务器（CS）架构相结合的整体框架设计，借助互联网信息技术，融合药事管理、药学信息、临床药学服务等多项内容，构建微信公众号药学服务平台。该平台面向患者、走向临床，依托互联网、采用信息化手段，为临床用药全过程提供科学合理、及时有效的个体化药学服务及指导，成为现阶段医院药事管理与药学服务不可或缺的重要内容。

## 一 ┃ 背景 ┃

2018年11月26日，国家卫生健康委员会和国家中医药管理局联合印发的《关于加快药学服务高质量发展的意见》（国卫医发〔2018〕45号），明确提出要积极推进"互联网+药学服务"健康发展。广州市花都区人民医院探索建立了互联网药学服务平台，以此推动药学服务模式的转变，提升药学服务水平和质量。

## 二 ┃ 具体做法 ┃

微信公众号药学服务平台（图3-4）包含以下七大主要模块，真正落实开展以患者为中心、以合理用药为核心的药学服务。

1. 药物手册。将药品处方集、药品说明书等权威的药品相关专业知识上传到该模块作为知识库，提供给医师、药师、护士、患者等用户在移动端输入关键字搜索，搜索结果关联多中心数据库，同时支持图文结果展示，方便用户随时随地查看药品适应证、用法用量、药物相互作用及不良反应等药品信息。

2. 在线咨询。该模块可为患者提供实时在线咨询服务，患者只需在微信公众号中点击"在线咨询"，输入用药疑问，即可与药师实时进行互动交流。药师也将根据患者的实际情况，以通俗易懂的语言为患者提供个体化用药建议和用药指导，保障患者用药安全，真正落实用药咨询服务。

3. 取药签到。该模块基于医院门诊取药签到流程而设计，通过与HIS系统及智能发药系统无缝衔接，获取患者的基本信息及药物信息。患者在缴费后利用该模块快速完成取药签到流程，避免取药高峰期时在签到机前排队等候，缩短取药等候时间，提高患者满意度。

4. 用药提醒。该模块通过与HIS系统及智能发药系统无缝衔接，获取患者的基本信息及药物信息，在患者取药完成后，系统自动推送取药完成通知到患者微信上，提醒患者查看本次处方详情，同时可以根据实际情况设置用药提醒频率及提醒周期，到了设定时间时，系统推送用药信息给患者，提醒患者用药。如为特殊药品，系统会自动提醒患者服药禁忌和服药

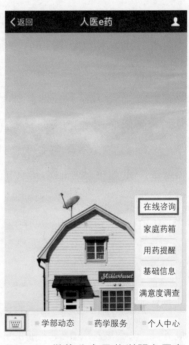

图3-4　微信公众号药学服务平台

方法。此功能有效督促患者用药，提高患者用药依从性、准确性，确保达到较好的治疗效果。

5. 药学科普。药学部利用该模块定期发布药学科普文章，向医务人员及公众普及药品储存及合理用药知识，提高全民安全用药意识，规避用药误区，保障用药安全。

6. 网络培训。该模块主要包含在线考试及网络直播培训两大部分，用于本院医师、药师的日常专业知识培训及考核。与传统培训、考核相比具有不受时间及场地限制的优势，方便医务人员随时随地学习专业知识。

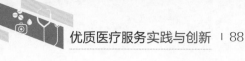

7. 家庭药箱管理。该模块主要是帮助患者管理家庭药品，能够有效地将医院开具的处方药及患者的自购药品进行统一管理。通过手工录入或者扫码录入，登记药品名称、规格、生产日期、有效期等基本信息，在了解家庭药品的同时避免就诊时重复购药及服用过期药品，规范家庭药品尤其是慢性病患者药品的管理，保障用药安全。

## 三 ┃特色 ┃

该院微信公众号药学服务平台基于"以患者为中心，以合理用药为核心"的药学服务理念构建，通过取药前的签到服务，到取药后的用药提醒、在线咨询、家庭药箱管理及科普宣传等一系列在线服务，实现全流程、一站式药事服务管理，有效缩短了患者在医院排队等候取药的时间，增加患者与药师的交流沟通机会，提高患者用药依从性及安全合理用药意识，同时也大人提升了药师的社会责任感及使命感。公众的关注，代表对药学服务的认可。微信公众号药学服务平台的应用，实现了药学服务模式的转变，也提升了该院药学服务的水平和质量。

## 四 ┃主要成效 ┃

1. 提高咨询服务量。该院微信公众号药学服务平台自2018年7月上线，截至2019年10月，在短短一年的时间内，共有15 000余人关注，药师在线提供药物咨询服务高达4 208人次，较之前的年均400人次的线下咨询数量明显增长10倍。

2. 普及用药宣教。一年来药学部共发布药学科普文章133篇，填补了以往在患者用药宣传、教育方面的空白，在最近的一个月内，科普文章阅读量高达8 482人次。

3. 缩短取药等候时间。门诊日均有3 000余人通过微信端完成取药签到流程，解决了高峰期患者在签到机前排队等候的现象，有效缩短取药等候时间。

4. 提醒患者按时、按量服药。用药提醒功能自推出以来，共推送2 000余次，为500人带去用药提醒推送服务，提醒患者按时、按量服药，减少因错误服药而带来的安全隐患，用药提醒特别针对慢性病患者的移动用药管理，有持续明显进展。

（罗崇彬　陈冰）

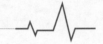
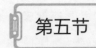 第五节

# 智慧医疗改善患者就医体验

**编者按：** "互联网+"背景下，医院以电子病历和智慧医院建设为抓手，通过信息化手段对全诊疗流程进行梳理和优化，提升医疗质量与运行效率，改善患者就医体验。北京大学深圳医院以患者为中心，通过"互联网+"优化就医流程，解决就医"五长"问题，提高患者满意度；通过智慧医院建设，提高医护人员工作效率，改善医疗服务质量；通过运用医疗大数据和医疗人工智能技术，为医疗服务带来了更多可能。

## 一 | 背景 |

随着互联网、人工智能的飞速发展，智慧医疗在未来医疗服务体系中所扮演的角色越来越重要。北京大学深圳医院以医院为平台，以患者为中心，以应用技术为载体，建设智慧医院，以提升医疗服务质量，改进医疗流程，增强医院运营效率。

## 二 | 具体做法 |

### （一）优化就医流程，解决"五长"问题

（1）通过"互联网+"优化就医流程，减少患者排队次数及等候时间。

（2）分时段预约诊疗服务，解决"挂号排队时间长"和"看病等候时间长"的问题。实行全网预约挂号方式，大幅度降低患者来院现场挂号的比例，利用系统精细化设置分时段预约，每半小时为一个时间段，减少门诊患者就医等候时间。

（3）医保扫码在线支付，解决付费时间长的问题。大力推行多渠道的在线支付，实现微信、支付宝和华夏银行就医宝等多种途径的在线支付，并与医保无缝对接，在线预约、在线支付等途径使患者平均可以节约1～1.5h的排队等候时间。

（4）启用智能药房，解决排队取药时间长的问题。积极探索机器人发药和患者自助取药模式，取药、配药时间减少1/3。

（5）使用"云胶片"，解决等候检查结果时间长的问题。通过手机扫码随时随地查看检查结果，方便携带、保存和影像学会诊；通过医院微信公众号，第一时间查询和下载检验、检查结果及体检报告等。

（6）引进智能化采血系统，优化采血流程，解决采血等候时间长的问题。由机器直接打印和粘贴试管条码，杜绝人为错误，结合弹性排班措施，将排队高峰期等候时间从30min降低到10min。

该院在单体门诊量全市最大的情况下，保持较好的就诊秩序，患者就医"五长"问题得到有效解决，住院患者满意度稳步提升至97.97%，在全市满意度调查中名列前茅。

## （二）建设智慧医院，改善医疗服务质量

1. 全闭环智能输液管理系统让患者输液治疗更舒适、更安全。实现从医嘱下达、输液摆药、配药到执行的全流程监控和信息追溯，系统可以远程监控患者输液滴速和余液量，对于输液接瓶或拔针、异常情况及时提醒，静脉用药相关非直接护理时间由每人每天35.78min降至14.29min。

2. 全闭环智能药品管理系统，提高医护人员的工作效率和职业安全性。入库管理使用入库码扫码识别药品，电子货架自动提示摆放位置；库存管理与病房药柜联动，显示药品效期、高警示药品，提高用药安全性。静脉配液机器人模拟人手完成从针剂选取到安瓿瓶掰开、抽吸等一系列动作，1名护士可以同时操作4～5台机器人，且毒性药品全部可由机器人配置。

3. 全闭环智能手术管理系统，实现手术全过程闭环管理。该院自主研发智能手术分级管理系统和全闭环COMS手术管理系统，实现手术患者转运交接、安全核查、标本核对和耗材追溯等全过程闭环管理。在全院三四级手术占比和数量大幅度增长的情况下，非计划再次手术发生率持续下降2/3，术前安全核查执行率提高

至99.7%，手术分级和手术质量自动监控，手术质量和安全性得到显著提升。

4. 信息化质量控制和跟踪系统，畅通急诊绿色通道。急性脑梗死患者静脉溶栓前院内等待时间（DNT）从平均120min降低至44min；急性心肌梗死患者介入治疗前院内等待时间从平均120min降低至58min；ST段抬高型心肌梗死（STEMI）的D-TO-B时间由132min下降到67min；急诊抢救室平均停留时间从7.7h降低至4.8h。急性冠脉综合征患者出院31天内非计划再住院率从4.18%下降到2.38%。

5. 建立MDT云平台，突破诊疗时空限制。患者一次挂号就可以享受MDT服务，目前规范化管理的MDT团队已经达到22个。同时，该院与美国克利夫兰医学中心、日本癌研有明病院、北京大学肿瘤医院、北京大学人民医院等近20多家医院建立远程会诊系统，患者"足不出户"就可免费享受"三名工程"团队甚至国外医疗团队的高水平医疗服务。该院还为华为技术有限公司开通了全球在线远程MDT诊疗，为远在非洲、东南亚的华为技术有限公司员工进行疑难病会诊。

6. 通过5G空中超声诊室，提供远程服务。5G基站目前已经覆盖该院所有院区，5G空中超声诊室可以实现与对口支援单位、医联体内社康中心或门诊部进行远程超声诊断、多方会诊，且已经从第一代应用的功能（语音、视频指导远端技术人员操作）升级到了第二代应用的功能（远程操控机械臂完成操作），为许多不能到医院治疗的患者提供了便捷服务。

7. 护理APP将护理服务延伸到患者家中，让患者预后得到明显改善。通过APP开展慢性病"云随访"工作，为慢性病患者提供延伸医疗服务，实现患者从出院到康复的全程跟踪管理，改善慢性病患者的预后。如腹膜透析的患者容易感染，APP就在各个时间节点进行远程健康宣教，提高患者依从性。使用APP后，腹膜透析患者的腹腔感染率降低至0.12%，远低于0.36%的国际平均水平。

8. 可穿戴设备，让病区管理精细化，保障患者和医护人员安全。该院给新生儿等高限制患者佩戴集成电子标签的腕带，高限制患者一旦走出病区就会实时报警，系统准确定位。为提高应急响应速度，为医护人员配备了一款名为"医护安全卫士"的可穿戴设备，医师和护士一按就完成急救呼叫，且能迅速定位救援位置，为抢救生命赢得时间。遇到暴力事件，"一键报警"功能也可以让最近的保安迅速到位。

9. 智能物流系统，降低耗材成本。建立智能物流管理体系，一方面实现药

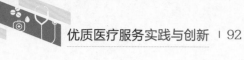

品、耗材在供应商、医院、科室、患者之间一体化管理，另一方面全流程质量追溯、零库存和精细化管理，降低15%的耗材消耗成本和20%的耗材管理工作量。

### （三）运用医疗大数据和医疗人工智能技术，为医疗服务带来更多可能

1. 大数据方法挖掘医疗大数据，让医疗质量提档升级。建立医院运行和质量数据库，运用大数据的分析方法，为医院决策和科室管理提供全面数据支撑。每位科室主任都能定期收到一份基于大数据分析的科室运行和医疗质量安全报告，引导临床科室对质量安全的数据进行充分利用，推进医疗质量安全持续改进。该院诊断相关分类（DRGs）综合绩效排名全市第一，医疗质量连续多年在深圳市排名第一或A级。

2. 医学影像人工智能提高影像学诊断效率。医学影像人工智能设备通过深度学习，不断更新知识库，辅助医师制定最佳诊疗方案，或完成快速影像分析，将精准医学从概念变为现实。冠脉CT人工智能正确率高达99.9%，速度提升10倍以上。医学影像人工智能，有利于医院技术水平同质化，提升诊断效率和质量。

3. 人工智能技术助力医师制定更优治疗方案。在运动医学与康复中心集成了视觉系统、动作捕捉技术的"智始智终"系统，精准地采集患者的运动轨迹、步态、足底应力等生理指标，通过大数据分析，辅助医师完成术前诊断、手术规划和康复矫正方案，让诊疗方案最优化。

## 三 ┃特色┃

该院结合医院临床应用的实际，要求进行创新，建设智慧医院，实现了药品闭环管理、输液闭环管理、手术闭环管理等，将智能化设备引入运程医疗服务。

## 四 ┃主要成效┃

2017年该院获深圳市"智慧医院建设优秀奖"，成为广东省智慧医院建设单

位，获"进一步改善医疗服务行动计划示范医院"荣誉；2018年被评为国家医疗健康信息互联互通标准化成熟度四级甲等，获"进一步改善医疗服务行动计划示范医院"荣誉，获"中国省会市属/计划单列市医院竞争力100强医院"称号、"中国智慧医院信息互联互通（HIC）竞争力100强"称号；2019年，被评为电子病历系统功能应用水平六级单位，人民网称其为全国智慧医院优秀案例，成为广东省高水平建设医院。

（田怀谷　陈冰）

第四章

# 推进健康管理
# 推崇人文关怀

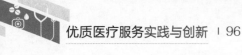

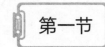

# "互联网+医养结合"助力健康居家养老

**编者按**：中国逐渐步入老年化社会，居家养老可能是人们首选的方式。健康老人居家养老且困难，有慢性病或亚健康的老人居家养老更不易。广东省中医院是一所集医疗、教育、科研于一体的三级甲等综合性中医院。该院始建于1933年，是我国近代史上最早的中医院之一，被誉为"南粤杏林第一家"。中医的养生方式、治疗未病方法及中医的适宜性技术的运用，使有质量的居家养老成为可能。该案例从研究到实践探索出一条有中医药特色的医养结合居家养老之路。一是开设公益讲堂加强健康知识宣教；二是为老年患者提供健康状况评估、制定居家康复护理服务方案；三是针对有需要的老年患者制定干预方案，开展中医特色理疗服务，并提供居家上门康复、护理服务。同时，利用"网约护士"政策拓展服务内涵和范围，使居家养老的老年人更安全、更健康。

## 一 ┃ 背景 ┃

为响应国家号召，发挥中医治未病的特长，推动广州市医养结合养老服务业的发展，广东省中医院锐意改革、大胆创新，聚全院之力，利用互联网工具及其他现代医院管理方式，探索"医养结合-居家养老"之路。

## 二 ┃ 具体做法 ┃

### （一）设立医养结合门诊

该院开设全省首个医养结合门诊。广东省中医院大德路总院和芳村医院分别开设医养结合门诊，作为医院与社区对接桥梁，促进中医药特色护理服务同居家、社区、机构养老紧密结合，为老年患者提供健康状况评估、居家康护服务方案制定、上门康复护理等服务。

### （二）研发居家养老服务包

该院研发中医药健康居家养老服务包13个，在广东省广州市天河、荔湾、海珠、越秀、白云、番禺、黄埔等7区14个街道开展"医养结合，居家康护"公益讲堂暨中医理疗体验活动，参与居民超过1 500人；定期组织医疗、康复、护理专家，举办"医养结合，居家康护"公开课，以小班、手把手技能培训为特色；举办社区健康日活动，进入街道、社区开展讲座与居家养老培训；在试点街道为居家养老者提供中医体质辨识服务并建立健康评估档案，还为其中的贫困孤寡老人制定干预方案，上门开展中医特色理疗服务。

### （三）成立居家上门服务团队

利用广东省中医院、医养结合研究院提供的技术支持，以及专业团队，成立居家上门服务团队，初步构建了"医院—社区—居家"联动的中医药健康居家康护服务模式，逐步推进延伸护理服务，成为社区开展医养结合养老的有益补充，让老年人足不出户即能享受到专业的康复护理服务。

### （四）探索开展"互联网+护理服务"

随着"网约护士"政策的落地和广东省试点医疗机构的确定，该院积极开展"互联网+护理服务"的探索，结合自身情况，就护士资质、上门服务范围、服务内容与流程等内容规范化，并依托医养结合门诊、医养结合研究院等逐步开展"网约护理"工作，大力发展"互联网+护理服务"项目，拓展服务内涵和范围。

### （五）增强老年人对中医特色护理服务的获得感

为推广普及中医特色医养结合服务，吸引社会上更多力量支持医养结合发展，惠及更多老百姓，增强群众获得感，该院在其4个院区，分4个板块（居家康护服务展示、政策咨询、中医特色护理疗法体验及居家康护互动游戏）举办医养

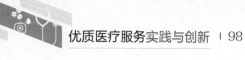

结合居家养老成果巡展。

## 三 ｜特色 ｜

本项目以课题为研究导向，充分利用院内资源，以中医为特色、以提高老年护理服务质量为目的，以"互联网+医疗"的方式，打通了医院到家的最后"一公里"。使人们居家养老更安心、更健康。

## 四 ｜主要成效 ｜

### （一）成立了广州市慈善医院医养结合研究院

以项目带动科研。在广州市民政局倡议和支持下，由广东省中医院、广州市慈善医院共同举办的社会组织——广州市慈善医院医养结合研究院（下称"研究院"）于2016年8月登记成立，其主要从事非营利性社会服务活动，是全省最早成立的医养结合研究机构。

研究院依托广东省中医院和广州市慈善医院的技术力量，建立了多学科专家团队，配合广州市开展医养结合试点示范建设，对医养结合服务模式、服务标准、人才培养、制度及政策设计等方面进行理论研究，探索医养结合养老服务的新模式，从而促进养老服务与医疗互动发展，努力成为具有国内先进水平的医疗与养老服务相结合的重要理论研究基地，为广州市发展医养结合养老服务提供理论支持和示范。

### （二）增加了健康教育、康复、护理的服务量

该院近两年，免费为广大市民进行系列居家照护技能培训，共举办各类社区健康日活动100余场，走遍广州市11个区、20多个街道，开展讲座、居家培训、社区宣教等覆盖居民3万人。其中"东漖街医养结合居家健康养老服务试点"已为110名长者提供了中医体质辨识并建立健康评估档案，为77名失独、独居、残疾、低保和低收等困难人群制定干预方案，开展中医特色理疗服务，并提供居家上门康复、护理服务。目前，社区中医特色健康管理居民累计405人，累计上门服务

691人次。

该院所研发的中医药健康居家养老服务包13个，在广州市各区社区服务中心推广应用。

### （三）举办了医养结合居家养老成果展

在广东省中医院4个院区举办的中医特色医养结合居家康护社区行暨服务成果巡展活动，吸引了近1 500名居民前来参与。

（丁美祝　刘敏涓）

第二节

# 为老年患者提供延伸医疗服务

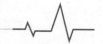

**编者按：** 深圳市是我国建设中国特色社会主义先行示范区，深圳市医疗资源逐年增加、整体医疗水平不断提升。深圳市有50家公立医院，而深圳市人民医院在深圳市卫生健康局2018年度三级综合医院综合评价中排名第一。该案例为老年患者提供出院后的医疗延伸服务，具有重要的参考价值，如脑卒中后的功能锻炼与康复指导、慢性伤口护理、压疮、管道护理等均需要护理人员到社区或家庭服务。此案例的特点是项目组成员在医院统一领导下，利用互联网等工具，组织专业的护士，将原本只在医院内实施的专科基础护理送到社区服务中心及患者家中。截至2018年底延伸服务出诊急慢性伤口、褥疮1 812例，管道护理459例，功能锻炼与康复指导1 119例。实施后，该院患者住院率上升、住院天数缩短、患者满意度增加、住院医疗费用降低。一家医院为患者提供出院后的延伸医疗服务，可守护一方百姓健康，若多家医院实施，则可造福天下。

## 一 ┃ 背景 ┃

### （一）老龄化人口增加

截至2018年底，我国60岁及以上老年人口约2.49亿，占总人口的17.9%；预计到2020年，老年人口将达到2.48亿，老龄化水平将达到17.17%。从深圳市民政局获悉，预计"十三五"期间，60周岁户籍老年人口每年以6.52%的速度增长，到2020年老年户籍人口将达到33万多人，老年问题将是社会面临的严峻问题。

### （二）深圳市人民医院老年就医患者增加

2018年度，该院门诊和急诊总量为2 369 859 人次，60岁以上住院患者为26 853人次。老年病科住院患者1 542人次，住院次均费用19 988.92元，门诊量11 513人次。

### （三）为老年患者提供健康管理机构不足

现实中，为老年人提供慢性病健康管理的专门接续性医疗机构较少，老年患者出院后的康复护理问题得不到解决。

### （四）促进优质护理资源下沉

近年来，因基层的优质护理力量不足，三级医院仍需要建立护理延伸到家的供给体系，从"网约护士"到"护士到家"，从全病程、多维度出发将优质护理资源下沉。

### （五）有国家政策支持

《国务院办公厅关于促进"互联网+医疗健康"发展的意见》（国办发〔2018〕26号）及国家卫健委等11个部门《关于促进护理服务业改革与发展的指导意见》，鼓励"试点医疗机构"依托互联网信息技术平台，派出本机构注册护士提供"互联网+护理服务"。

## 二 | 具体做法 |

根据上述背景，该院针对老年患者推行"天使360守护您一生"项目，通过3个过程（入院前、住院中、出院后）、6个维度（治疗、护理、中医、营养、康复、社工），实现护士与患者的零距离、三级医院与基层医疗单位的零距离。

### （一）以互联网为依托，实现患者全程健康管理

1. 搭建网络医院平台。通过云平台的网络医院，搭建医院、医护人员、患者三方平台，按照制定的疾病分级标准管理，通过网络医院APP实现网络医院、临床专科、患者信息互联互通（图4-1）。

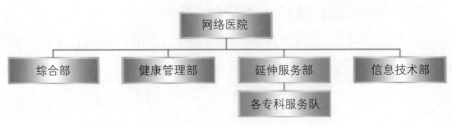

图4-1　网络医院组织架构

2. 入院前管理。

（1）患者可选医师。患者可通过网络医院APP根据个人的情况选择相关科室、医师就医。

（2）建立患者个人健康档案。对于慢性病、老年、反复住院患者建立个人健康档案，由专科医师和护士跟踪、动态维护，形成完整的电子档案，可随时查阅就医资料。

（3）手机可查询个人健康资料。手机随时随地查看各类就医报告、消费、便捷预约、轻松就医、个性化健康管理服务。

3. 住院中管理。

（1）评估医疗风险、落实护理计划。由责任护士对住院患者耐心讲解病房环境、设施使用、规章制度、各项风险评估等，并及时和医师沟通交流，制定护理级别和治疗护理计划并落实。

（2）仔细观察病情、确保医疗安全。病区护士会认真仔细观察患者的生命体征、化验结果及病情变化等，及时发现问题并协助医师处理。

（3）提供专科护理、耐心实施健康教育。针对老年患者，从老年专科护理评估开始，将现存的、潜在的护理问题提出来，给予专业护理和通俗易懂的健康指导，及时解决患者提出的问题。

4. 出院后的管理（爱心访）。

（1）建立有特色的电话随访制度。利用网络医院平台，设置计算机语言的护理问卷，出院前对患者进行综合性评估，建立患者健康档案，每个专科选择专科病种以问卷的形式进行电话随访，专科护士通过电话对患者进行个体化专科护理指导。

（2）提供老年医疗和护理门诊随访。专科医师、护士为患者提供优质、专业的门诊服务，通过延伸服务APP、微信、电话对患者及家属进行门诊后的指导与管理。

（3）提供上门护理服务。医护专家利用休息时间出诊，为出院后、门诊后的患者提供伤口护理、管道护理、康复、营养、中医、药物管理等专科服务，形式有家庭上门服务、联动社工深入社区开展义诊与健康讲座等，对其他医疗机构进行手把手的指导。

通过对老年慢性病患者住院前、住院中、出院后的管理，打造了"互联网+护理服务"的患者全程健康管理模式（图4-2）

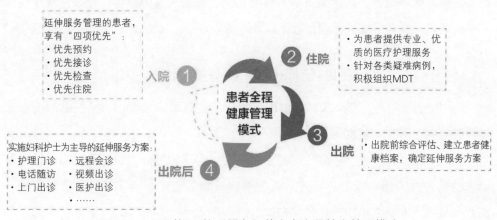

图4-2　"互联网+护理服务"的患者全程健康管理模式

## （二）从6个维度（治疗、护理、中医、营养、康复、社工）实现多学科共管模式，共同为患者制定科学的治疗护理方案

1. 协助治疗。护理队伍积极配合医疗团队，切实做好治疗护理，对于重症疑难病例，组织多学科的MDT。

2. 精心护理。"我的患者我负责"，利用护理程序从专业的评估到护理计划的制定与评价，充分体现老年专科护理特色；发挥专科护士的特长，对于伤口处理、造口护理、褥疮及管道护理力争最佳疗效。

3. 运用中医。对于老年患者，在治疗中强调营养的重要性，强调以整体健康为主。将中医特色引入老年护理中，最具特色的有针灸疗法、敷脐法、薄贴疗法、推拿疗法、拔火罐疗法和各种中草药疗法，家庭中主要使用器械瓷汤匙行刮痧疗法、按摩疗法。

4. 加强营养。营养师根据营养及吞咽评估，给予口服营养剂、肠内营养等营养干预和饮食指导，并进行个性化的营养配餐，对于有胃管的患者，根据营养评估情况，给予配置营养液。

5. 指导康复。根据病情评估，如患者存在肢体、吞咽、膀胱等功能障碍，须及时请康复专业医师介入。

6. 引入社工。老年患者卧床，大小便失禁，不能自理，导致陪护和家属压力大，家庭经济困难加重。这时医务社工介入，运用自身专业技巧，从社会文化层面提供老年人护理服务，从家庭关系、社会支持、多层次资源整合，充分体现现代医学模式理念。截至目前，深圳市社工从业人员9 689人，社区党群服务中心683家。

### （三）推行"互联网+延伸护理"服务模式

1. 成立延伸服务部。2016年该院成立延伸服务部，至今已发展拥有23支临床专科服务队，医护人员800余人参与服务。

2. 建立工作制度。明确服务宗旨、组织架构及人员分工、各专科出诊范围及要求，完善并实施出诊服务管理、处方管理、物品管理、专车管理、资料管理、满意度调查、护理操作风险知情告知制度与流程，并实施培训，使各项工作有据可依，各项流程更具操作性，配备出诊专车和设备、设施等（图4-3），为开展相关工作提供坚实的保障。通过制度化管理，至今保持零投诉、零意外出诊服务记录。

出诊工作手册　　出诊软件平　　出诊专用车　　出诊专用服　　出诊专用箱
　　　　　　　　台、专用电脑

徽章　　　　经皮黄疸测量仪　便携式婴儿体重秤　进食辅具　　可穿戴设备等

图4-3　延伸服务专用设备、设施、物资

3. 确定工作内容。自主研发延伸服务管理系统，链接医院、各级专科，为患者提供出院后褥疮、管道、营养、康复等6个维度的延伸性全程"移动护理"服务。实现患者电子健康档案的建立、实时记录、过程质量控制、及时提醒、卫星定位、统计分析等功能；通过远程视频、云随访等功能，提高了延伸服务工作的规范性、高效性、便捷性及安全性。

4. 下沉优质医疗护理资源。该院通过与二级医院及其所属的社康中心、深圳市福利院合作，助力打造"三级医院—二级医院—社康中心—家庭"的延伸服务链（见图4-4），服务链内的医疗机构可实现出院患者的转诊、续接服务、会诊、带教等。对广州市下级医疗机构完成技术指导共计353次，带教1 000余人。

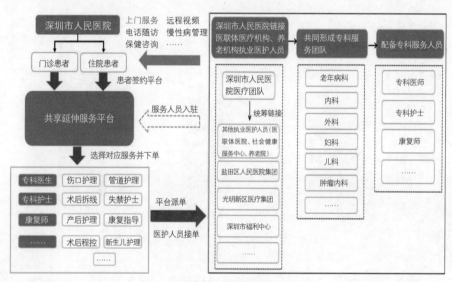

图4-4　延伸服务链

## 三｜主要成效｜

### （一）增加了老年患者的服务总量

1. 60岁以上住院患者增加。2016—2018年60岁以上患者住院2 5046人次。由2016年的21 726人次，上升至2018年的28 046人次，上升了15.28%；≥2次/年住院患者人次上升了10.39%（图4-5）。

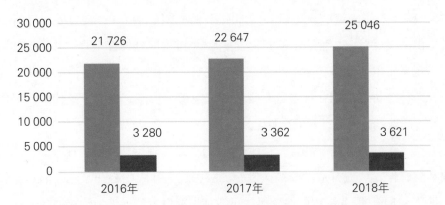

图4-5　60岁以上患者住院人次、≥2次/年住院人次

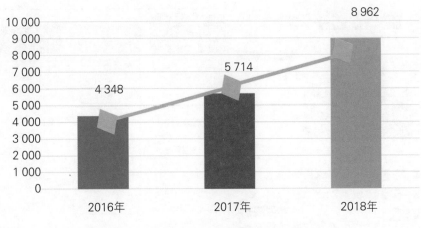

图4-6　2016—2018年延伸服务出诊人次

2. 增加了延伸服务出诊量。2016—2018年延伸服务出诊量为19 024人次，其中60岁以上患者出诊量为5 576人次。与2016年相比，延伸服务出诊人次上升了106%（图4-6）。

3. 拓展了老年护理服务范围。截至2018年底延伸服务出诊急慢性伤口、褥疮1 812例，管道护理459例，功能锻炼与康复指导1 119例。

## （二）缩短了平均住院日

该院的平均住院日，由2016年的8.68天，下降至2018年的7.8天，患者平均住院日缩短0.88天。

## （三）提高了患者满意度

1. 医院总体满意度上升。2016—2018年该院总体满意度，由2016年的81.42%，上升到2018年的86.13%，上升了4.71%。

2. 住院患者满意度上升。2016—2018年住院患者满意度，由2016年的84.91%，上升到2018年的90.94%，上升了6.03%。

3. 延伸服务出诊患者满意度为优。2016—2018年延伸服务出诊患者满意度均为100%。

## （四）减少了患者住院费用

老年病科次均费用，由2016年25 811元，下降至2018年的20 917元，次均费用节省5 000多元。

## （五）提高了社会效益及经济效益

1. 减轻了患者负担。对于患者及其家属来说，大大减轻了患者经济负担和护理负担。对于一些不愿意住院的癌症晚期患者、高龄失能老人，专业的安宁照护服务还可以减轻患者疼痛，提高生活质量，延长生存时间。

2. 促进了护理专科发展。在延伸服务的实践中，专科护士树立个人品牌，专业技能得到提升，个人价值得到体现。一定程度上有利于留住人才，并且吸引更多的年轻人投入到这个行业里发展。

3. 彰显医院公益性。该院护士深入养老院、对口医院、社康机构开展帮扶，进行手把手带教，用实际行动助力分级诊疗，发挥了大型公立医院的辐射带动作用，是医院公益职能的体现。

4. 实现有偿服务。推动了延伸服务收费标准的确立，深发改〔2018〕1045号文公布了2018年新增第一批医疗服务项目，其中"延伸服务出诊费"300元/次，2018年9月1日起执行。

5. 加强宣传。报纸等新闻媒体报道了该院"互联网+延伸护理"。促使深圳市护理学会2019年11月成立深圳市护理学会延伸性护理专业委员会。

（吕霞　刘敏涓　）

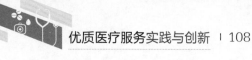

第三节

# 运用目标管理降低住院患者跌倒发生率

**编者按**：危重症及老年患者住院期间因不熟悉医院病区内环境而易发生跌倒事件，甚至有些医院旧病区的卫生间仍然有台阶，患者住院期间需要护士或护工细心照料，防止患者在院内跌倒。降低住院患者跌倒率对患者的诊疗、康复具有重要的意义，同时也体现了医院对患者更多的人文关怀。广东省人民医院以护理管理为抓手，科学制定目标、细分目标到护理组及护士个人，并纳入护士绩效管理；通过精细化管理过程，制定住院患者跌倒风险评估量表，从患者入院开始，责任护士及时到位，护士长、护理部主任主动指导，实施层级管理，最终达成目标。该项目获广东省科技厅科研课题立项并结题，已在核心期刊发表相关论文13篇。建议增加护士对患者、家属、陪护的宣教，让患者尽快适应新环境，更好地配合治疗。

## 一 ┃ 背景 ┃

护理不良事件发生率是衡量护理服务质量的重要指标，与患者的身心健康及生命安全息息相关。护理工作具有专业性、复杂性及高风险性，因此，需要每一位护理管理者思考：如何预防或降低护理不良事件的发生？

医疗护理不良事件的非惩罚上报机制，可鼓励护士积极上报不良事件，广东省人民医院在2014年的护理不良事件统计分析中，发现住院患者跌倒事件的发生率稳居于前三位，与前两年相比较，住院患者跌倒发生率呈上升趋势。究其原因，可能是临床护士对上报不良事件的积极性增加，但参与整改的意识不强；也可能是医院管理力度不够，从而导致护理质量指标难以达成。不论何种原因，出现护理不良事件发生率升高都是护理管理者不愿看到的结果。因此，该院护理部自2015年启用目标管理，将降低住院患者跌倒发生率作为2015—2016年目标管理的重点项目。

## 二｜具体做法｜

### （一）确立目标

根据医院前3年的住院患者各种不良事件发生情况（表4-1），参考国内外同类不良事件发生率情况，制订具体、切实可行的目标。

表4-1　2012—2014年住院患者跌倒发生率的统计结果

| 年份 | 出院患者总数/个 | 住院患者跌倒数/个 | 跌倒发生率/% |
|---|---|---|---|
| 2012年 | 93 230 | 41 | 0.043 |
| 2013年 | 101 658 | 40 | 0.039 |
| 2014年 | 106 002 | 73 | 0.068 |
| 三年平均 | 100 297 | 51 | 0.050 |

目前，国内还没有可供参考的、公开的各种护理不良事件现患率调查统计结果。据国外文献报道，住院患者跌倒或坠床的发生率为0.22%~1.20%；院内获得性褥疮发生率为3%~12%，远高于该院水平。因此该文献数据也不能作为此项目的设置控制目标的参考值。经过项目组员的讨论，参考国外的横向数据，结合该院自身历史对照的纵向数据，即取前3年（2012—2014年）的各种不良事件的发生率的平均值作为2015年及2016年住院患者跌倒发生率的目标控制值。

为了与医院长远发展目标相吻合，项目组将2016年的住院患者跌倒发生率应降至0.05%以下作为医院的总目标。

### （二）设定工作内容及步骤

1. 做好实施前准备。

（1）护理部成立项目管理小组，对医院住院患者跌倒发生的现状及相关因素做现状调查。

（2）通过查阅文献，结合国内外现状，研制住院患者跌倒风险评估量表。制定实施目标管理的方案，以保证目标管理的顺利实施。

（3）护理部组织全院护士长进行目标管理的相关知识培训，使每位护士长理解实施目标管理的目的和方法，并将内容传达给科室的每一位护士，达到人人熟悉的目的。护理部组织大科护士长和病区护士长制定科室护理质量和目标管理的落实措施，保证护理质量和安全目标管理的顺利实施。

2. 将目标转换及分解。

（1）根据该院护理部拟定的降低住院患者跌倒发生率的总目标，按此目标转化成全院每年允许发生跌倒事件的总例数。

（2）组织临床科室护士长代表，再结合各片区的住院患者中高危患者所占的比例，参考其前3年的护理不良事件发生例数，转化成各片的分目标（表4-2）。

表4-2　2015年各片区前三位护理不良事件控制目标

| 片区 | 综合 | 东病区 | 平州分院 | 惠福分院 | 心研所 | 大外科 | 大内科 | 手术片 | 肿瘤中心 | 合计 |
|---|---|---|---|---|---|---|---|---|---|---|
| 跌倒/例 | 1 | 4 | 2 | 7 | 10 | 10 | 16 | 0 | 3 | 53 |

（3）各片科护士长将分目标进行纵向逐层细化，即根据各科室收治的病种及高危患者情况，再将片目标分解到具体科室。例如：外科片（表4-3）。

表4-3　外科片分解到各临床科室的目标值

| 项目 | 妇科 | 产科 | 神经外科 | 整形外科 | 烧伤外科 | 泌尿外科 | 骨科 | 普通外科 | 口腔科 | 眼科 | 耳鼻喉科 |
|---|---|---|---|---|---|---|---|---|---|---|---|
| 跌倒/例 | 2 | 0 | 2 | 0 | 0 | 0 | 2 | 3 | 0 | 1 | 0 |

（4）病区护士长再将科室目标在责任组与责任组之间横向细化，细化到责任小组及个人，强调护士的自我控制与参与式目标管理，与个人的绩效考核挂钩。

3. 进行目标监测和追踪反馈。

（1）建立监测方法。①实行三级质量控制：科室实施过程中实行责任护士、高级责任护士、护士长三级质量控制。②全面加强督导：护理部安排护士长每天夜晚查房，科护士长不定时巡查，护理部不定期实施全面交叉检查。护理质控员对全院护理工作进行全程跟踪和实时监控，对科室进行指导和监督，每季度将检查、监控情况在全院护士长会上进行分析讲评。各科室对护理工作中的安全隐患，分析出现的原因和教训，及时制定整改措施，做好整改工作，彻底堵塞安全漏洞，促进护理安全质量持续改进。

（2）时时动态管理。护理部每季度对本季度的目标控制情况进行跟进反馈，使各片区、各科室了解科室目标控制情况。保持与护士长的密切沟通，了解其需求，对实施目标管理过程中遇到的困难，尽量从医院层面上给予各方面的大力支持和帮助。对目标控制不佳的科室，及时帮助其分析原因，给予耐心指导，提出切实可行的改进措施。对发生跌倒事件前三位的科室，督促其开展质量控制或根本原因分析活动，落实整改措施，降低同类事件的发生率，以保证目标管理的有效实施。

（3）落实年终考核。成立护理质量考核小组，每年年底对目标管理实施情况进行考核评价。与预期目标进行比较，对达到或超过目标值的科室予以表扬、加绩效分奖励；对未达标的科室或片区按照相应的绩效考核标准进行扣分，并与其管理津贴及奖金挂钩。

## 三 | 主要成效 |

### （一）增强了护士集体荣誉感

在临床护理工作中通过实施目标管理，调动了各科室护理人员参与管理的积极性和自主性，人人具有紧迫和压力感，护理组之间形成了比、学、赶、帮、超的氛围，护士集体荣誉感大幅度增强。

### （二）降低了住院患者跌倒事件的发生率

从该项目实施以来，明显降低了住院患者跌倒事件的发生率，2015年和2016年住院患者跌倒发生率比2014年均有明显下降（表4-4）。

表4-4　2015年、2016年与2014年住院患者跌倒发生率比较

| 年份 | 出院患者总数/人 | 跌倒/例 | 跌倒发生率/% | 卡方值 | p |
|------|------|------|------|------|------|
| 2014年 | 106 002 | 73 | 0.068 | — | — |
| 2015年 | 109 789 | 53 | 0.044 | 15.89 | 0.000 |
| 2016年 | 119 786 | 38 | 0.032 | — | — |

## （三）提高了患者满意度

2015年、2016年两年间，住院患者、门诊患者的满意度比2014年均有明显提高（表4-5）。

表4-5　2015年、2016年与2014年的患者满意度比较

| 年份 | 住院患者满意度/% | 门诊患者满意度/% | 全院患者平均满意度/% |
|------|------|------|------|
| 2014年 | 90.38 | 94.92 | 92.65 |
| 2015年 | 93.11 | 96.72 | 94.92 |
| 2016年 | 95.68 | 97.07 | 96.38 |

## （四）获得了科研基金支持

目前我国没有全国通用的、经过信效度检验的、运用效果较好的跌倒风险评估量表。该院项目组以"降低患者跌倒发生率"为目标申请了广东省科技厅科研课题，获立项资助7.5万元，并于2016年12月顺利结题，在此项目管理活动中，该项目组研制了一份适合我国住院患者的、信效度较高的"住院患者跌倒风险评估量表"供临床使用，经该院使用后，住院患者的跌倒发生率逐年下降，临床反应效果良好。

## （五）发表了相关论文

该院项目组已在核心期刊发表防止住院患者跌倒的相关论文13篇。

（魏丽君　刘敏涓）

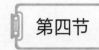 第四节

# 做有温度的精神卫生专科机构

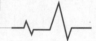

**编者按**：与其他综合医院及专科医院相比，精神专科医院医护人员的待遇较低、执业风险高、工作环境相对封闭，同时还需承受一定的社会偏见。在这一系列压力面前，如何让精神专科医院医务人员在工作和生活中能够获得归属感和幸福感，使他们为患者提供更安全、更人性化、更专业的医疗服务。深圳市康宁医院践行关爱医护人员"五个好"：搭建好平台、营造好氛围、布置好环境、建立好制度、组织好活动。该院以员工为中心，营造"温暖文化"，为员工定制职业发展规划，拓宽专业视野，保障员工身心健康及合理权益，增强员工归属感，扩大人才队伍，助推学科发展。

## 一 | 背景 |

深圳市康宁医院作为深圳市唯一的公立三级甲等精神病专科医院，千余名职工承担了全市2 300万居民的精神心理疾病的诊疗和康复，还承担了全市精神卫生相关的科研教学、公共卫生及政府指令性任务，工作负荷大，因此该院在落实"为患者提供更安全、更人性化、更专业的医疗服务"的同时，践行"以员工为中心"的管理理念，开展了"搭建好平台、营造好氛围、布置好环境、建立好制度、组织好活动"一系列关心爱护员工的措施，不断提升医务人员归属感、幸福感、获得感及成就感，营造"温暖文化"，助推学科发展。深圳市康宁医院连续10年位列复旦大学中国最佳精神医学专科排行榜前10名，被评为全国文明单位，2015—2019年度员工满意度连续5年位列深圳市属公立医院第1名。

## 二｜具体做法｜

### （一）搭建好平台

1. 培养优才、专才。围绕该院"五位一体"发展战略，该院致力为医务人员构建广阔的职业发展平台，把"服务社会、拓展事业、成就员工"作为办院宗旨，针对不同年龄、不同岗位的员工制订不同的职业发展规划，"关注20+，培养30+，发挥40+，稳住50+"，为职工提供多种知识、能力和技术的发展性培训，启动优才培养计划，以"见苗浇水、逐级培养、重点突破"的方式培养优秀人才、专业人才。

2. 引进专家团队。借助医疗卫生三名工程项目，医院引进了北大六院陆林院士团队、上海市精神卫生中心方怡儒教授团队、墨尔本大学Ian Everall 教授团队、哈佛大学 Myron Lowell Belfer 教授团队、伦敦国王学院 Robin Mac Gregor Murray 教授老年精神医学团队等 5 支团队。近3年，该院派赴到引进团队所在机构进修交流3个月以上的医务人员人数为境内39人次、境外45人次。

3. 成立合作中心。该院还成立了"国家精神心理疾病临床医学研究中心北大六院深圳分中心""国家精神心理疾病临床医学研究中心中南大学湘雅二医院深圳分中心"等国家级分中心，建立了"北大六院深圳精神卫生中心""墨尔本大学深圳精神卫生合作中心""上海市精神卫生中心深圳市康宁医院双相障碍诊疗研究中心""深圳市康宁医院–墨尔本大学国际孤独症研究与培训中心"等合作中心。近3年，邀请国内外著名专家、学者来院指导160余次，举办各类学术讲座130余场。

### （二）布置好环境

1. 美化工作环境。重视医学人文精神，改变精神专科医院在人们心中的封闭关锁印象，消除重重铁门、铁锁，取而代之的是洁净明亮的感应玻璃门禁系统、柔和淡雅的色调、温馨舒适的病房环境、高端齐全的设施设备、生机盎然的活动园地、暖心窝的励志标语，更有居家式的工作人员茶歇室、值班室、热水器、微波炉、洗衣机、冰箱配备等，应有尽有。茶歇室是医务人员及时释放、缓解工作压力的好去处，是医务人员在就餐时刻交流情感的不二之选。优雅舒适的值班房为医务人员的疲劳身躯及时补充睡眠、驱走倦态提供有力的保障。

2. 合理排班。午夜时分轮流休息班种职责的创新，让护士不再抗拒值夜班，甚至有个别年轻护士主动选择值夜班。

3. 开展体育活动。深圳市康宁医院坪山新院区体育馆（也叫康复馆），白天服务康复患者，晚上就是员工们挥汗如雨的健身活动场所，羽毛球、篮球活动项目轮换进行。新院区行政中心七楼的职工之家，健身设备齐全，专人负责管理，深受乒乓球、瑜伽等爱好者欢迎。该院外部建筑结构和顶级配置的室内装饰，被医务人员满足地称为坪山区"CBD"，被国内外同行一致评为名副其实的"深圳先行示范精神专科医院"。

### （三）建立好制度

1. 决策透明。该院建立职工代表常任制、职工代表大会提案办理办法、科室民主管理制度、合理化建议评比、员工面对面等一系列民主管理制度与活动，力求让每一名医务人员感受到公平、公正、公开、透明的医院决策机制。

2. 民主管理。该院实行职工代表常任制，定期召开职工代表大会，规范提案的答复、反馈等，提高员工满意度；为加强医院各科室的民主管理，医院要求各科室成立科室民主管理小组，定期召开民主讨论会议，科室的重大决策事项全部要通过民主管理小组的评议投票，保证决策的民主、公平、透明；持续开展10年合理化建议活动，员工建言献策500余条，为医院的管理提供参考和依据；定期开展"员工面对面"活动，畅通员工内部纠纷投诉渠道，疏导员工不良情绪，深入群众，沟通协调，解决矛盾问题，为员工排忧解难，也切实解决医务人员关心的热点、难点问题，维护员工的合法权益。

3. 合理分配绩效。该院积极探索人事薪酬改革措施，不断完善保障机制，建立合理的绩效工资分配制度，调整紧缺岗位聘用人员待遇，提高临时聘用人员的工资标准，增加幅度为 5%～40%，逐步推进同工同酬，出台《编外聘用人员薪酬方案（试行）》等，解决去编制化后高层次人才、紧缺岗位薪酬待遇问题。

### （四）营造好氛围

1. 解决员工生活困难。树立医务人员服务患者、行政后勤人员服务员工的

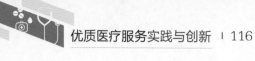

理念。"一院两区"运营模式下，为解决员工的住房、交通、孩子上学问题，该院积极与交通、教育、住建局等部门沟通协调，为新员工申请了150多套公租房，新院区周边开通了6条公交线路，为员工上下班提供班车、解决医护人员小孩上学等问题。

2. 关注员工身心健康。医务人员作为公共健康的"守门人"，该院十分关注员工身心健康，建立疏导医务人员身心压力的长效机制，倾听和传递职工呼声，为有效保障职工的健康权益，该院还专门成立了职工保健科，为每一名职工建立健康档案，每年至少安排一次免费的全面体检。

3. 增强员工归属感。2019年度随着该院两区模式的运营，入职员工360余人，为体现医院对新员工、未婚员工的人文关怀，该院党委向全院党员干部、广大职工发起倡议，周末多安排已婚人士值班，节假日党员干部值守，让新员工、未婚员工多一些机会熟悉环境、结交朋友，完成结婚生子的人生大事。

## （五）组织好活动

1. 开展文体活动。发挥引导、宣传、凝聚、娱乐功能，因地制宜地开展文体活动，减轻医务人员的心理压力，该院将"春节联欢会""趣味运动会""康宁宝宝梦想才艺秀""步步高登山""合理化建议""集体婚礼"等活动做成品牌，做出特色，通过优质服务竞赛、岗位能手竞赛、人文素养培训、职业精神演讲等方式将文化建设和医院工作相结合，使员工融入医院。

2. 组建兴趣小组。该院采取兴趣小组项目负责人制度，组成篮球队、乐队、舞蹈队、瑜伽队、唱歌队，由有特长、热心的职工担任项目负责人，负责组织、培训、带动职工活动，丰富职工文化生活，使大家忙并快乐着，累并幸福着。通过丰富的医院文化内涵建设，增进了员工之间的情感交流。"首届趣味运动会"深受广大医务人员欢迎。

3. 举办集体婚礼。该院为年度10对结婚新人举办简约、时尚、庄重且具有纪念意义的集体婚礼。

## 三｜主要成效｜

该院以员工为中心，营造温暖文化，推动学科发展，好平台拓展医务人员专业视野，提升业务水平。好环境是医护人员提供良好医疗服务的有力保障。民主参与、民主管理、民主监督，维护员工合理权益。该院时时刻刻想员工之所想，急员工之所急，让员工了却后顾之忧，全身心地投入到工作中。好氛围让每个员工融入康宁医院大家庭，增强归属感。好活动不仅丰富了医院职工的业余生活，更是增进了新老同事之间的感情交流，促进新员工尽快融入集体大家庭，增强职工主人翁意识。深圳市康宁医院连续10年位列复旦大学中国最佳精神医学专科排行榜前10名。

实施"温暖文化"，保障人才集聚。该院新院区运营顺利，一年来，吸引了全国人才，两个院区学科合理布局，学科门类齐全，全院在岗职工1 095人（较2018年增长45.2%），其中，医师215人（较2018年增长34.4%），护士495人（较2018年增长68.4%），高级职称102人（较2018年增长5.2%），具有研究生学历的194人（较2018年增长32.9%）。2015—2019年度员工满意度连续5年位列深圳市属公立医院第1名；2017年荣获"全国文明单位"，是全国精神卫生行业中唯一的全国文明单位，也是深圳市唯一一家获此殊荣的卫生机构；在"共筑美丽心灵"系列活动中荣获市"关爱行动"十佳创意项目。

（陈静　陈冰）

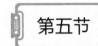 第五节

# 中医梦从中医护理大讲堂开始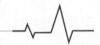

**编者按**：随着中国人口老龄化、社会人群亚健康等疾病普遍化，医疗行业现在面临的压力日益增加。中医以人为本，提倡大医精诚的职业道德非常切合人民群众对身心健康的需求。2016 年国务院发表的《中国的中医药》指出，中医药发展上升为国家战略，中医药事业进入新的历史发展时期。2019 年全国中医药大会，习近平总书记指示，要遵循中医药发展规律，加快推进中医药现代化、产业化，推动中医药走向世界。佛山市中医院为提升护理人员的专业价值，推行中医护理，营造"学中医、爱中医、用中医"的氛围，开展"中医护理大讲堂"系列活动。该院从培训模式、培训内容、培训师资、培训流程等方面进行改革创新，多举并用，采用"三新""三标准"原则，取得了显著成效。

## 一 ┃ 背景 ┃

佛山市中医院2017年及2018年住院人次分别为65 494及69 589人次、主要门诊、急诊人次分别为2 409 541及2 486 661人次，病患对中医护理的需求大。该院同期护士人数分别为971人及994人，中医学历毕业占比为11%～14%，远远未达到国家中医药局40%的要求，培养中医护士的任务较重。为提升护理人员的专业水平，推行中医护理，该院采用"三新""三标准"原则，开展"中医护理大讲堂"系列活动。

## 二｜具体做法｜

### （一）"三新"即培训模式新、培训内容新、报名形式新

1. 培训模式新。在传统培训模式的基础上，组织中医护理骨干通过头脑风暴，发放全院护士调查表，广泛收集意见，制定培训方案。

（1）教学模式。引用美国心脏协会（American Heart Association，AHA）模式。

（2）单个项目分期进行。按照具体项目分2～4期。

（3）小班制教学。每班招收20名学员。

（4）采用陪练原则。1名导师指导4名学员的教学方式。

（5）工作坊形式。以实际操作为主，理论为辅。从项目的基本知识、操作方法与要点、临床应用几个方面贯穿教学。

2. 培训内容新。结合临床的需求筛选培训项目，分批次完成，第一批为已在个别科室开展且有较好疗效的项目，第二批为参加学术交流会等学习到的新技术。

（1）课程遴选遵循以下原则。①实用性强、简单易行、疗效显著的中医护理技术。②新开展的中医护理新技术、新项目。

（2）培训内容分类以临床需求和研究方向为导向。①临床实用型：平衡罐、牛角罐、药竹罐、温通刮痧、耳穴压豆、皮内针、太极杵针、腕踝针。②居家必备型：开天门、中医护眼术。③养生保健型：开阳醒神操。

3. 报名形式新。结合大数据时代，善用网络资源，对项目开展进行科学管理。

（1）制作"H5"页面通道报名。

（2）每期限定名额，报名前发放相关通知。

（3）护士微信群发布报名通知，限时报名，先到先得。

（4）名满即止，后台统计、筛选后马上公布学员名单。

### （二）"三标准"即培训师资标准化、培训内容标准化、培训流程标准化

1. 培训师资标准化。选取具有较强创新意识、开拓务实精神及组织领导、独

立工作能力较强的护士担任项目负责人。具备丰富的临床实践经验、有擅长或专项攻克项目的护士作为培训导师。主要包括以下3个方面。

（1）全国中医护理骨干人才。由国家中医药管理局负责项目的全面指导、管理与协调。全国统一培训，为期1年。基地轮训学习2个月，临床实践9个月，考核总结1个月。学员必须到全国6个及以上的培训基地进行学习观摩。

（2）中医专科护士。由省（市）级卫生行政部门及护理学会、护士协会负责项目的全面指导、管理与协调。总培训3~6个月，集中培训理论1个月，下基地实践2个月，本院临床实践3个月，最后总结考核。

（3）院内骨干护士。中医护理专业毕业的或对中医有深厚造诣的护士，在专科护理及专项技术方面有较强能力。

2. 培训内容标准化。为更好地发展和创新，挖掘更多适合临床推广和应用的中医护理技术，通过熟读经典、参考规范、循证护理等制定培训内容。

（1）参考国家、省级标准制定培训内容。

（2）结合临床实际，可操作性强。

（3）集体备课，师资水平达到标准化、同质化。

3. 培训流程标准化。统一培训环节，合理安排培训时间和过程，对项目进行科学的精益管理。

（1）教学安排。每次培训1.5h：理论讲解15min；操作演示15min；学员实践60min。

（2）学员分组。按照项目做好学员分组，备好操作物品，保证每位学员能动手训练。

（3）互动反馈。设计满意度调查问卷，分为选择题和开放题，收集意见和建议，及时改正、调整培训内容。

（4）资料保存。教学过程中留取照片，理论讲解、操作演示、各小组操作环节及集体合照。

（5）报道总结。培训后第二天将照片、报道稿发到护理部，审核后推送到医院公众号和院内办公系统上发布。

## 三 | 特色 |

中医护理大讲堂发挥精英力量，通过以点带面的形式推广中医护理适宜技术和培养高水平中医护理人才，增强临床中医诊疗服务能力，满足客户求医治病的需求，培训护士的中医护理知识和技能，提升其业务能力，发挥高水平护理人才作用、建立护理人员发展平台。在未来的工作中，该院将进一步推广中医护理适宜技术，持续提高中医护理技能，不断健全中医药服务体系，提升医院中医护理影响力并为广大市民提供了更优质的中医护理服务。将中医护理推向国际，是中医人的梦想，让世界学习中医，认识中医，热爱中医。让中医疗法为人民的健康保驾护航，为人类的健康做出应有的贡献。

## 四 | 主要成效 |

中医护理大讲堂开展两年，共培训平衡火罐、牛角罐、耳穴埋豆、药竹罐、开天门、太极杵针、温通刮痧、开阳醒神操、皮内针、腕踝针、中医护眼11项27期中医护理项目，取得较好的成效。

### （一）社会效益

1. 培训方式和项目获得热烈反响。获得院内护士的一致好评，课后的满意度调查显示100%的学员对此种培训模式满意，97.4%学员非常满意，达到爱中医、学中医的预期目标。

2. 举办和参与社区义诊。该院在省、市内70余次的义诊活动中提供中医咨询、中医技术体验，普及、推广中医护理技术10余项，服务社会群众近2万人次。

3. 成为佛山市志愿者学院医疗保健学院护理分院。该院聘请10名护理导师，通过学院的平台主推中医特色疗法及中医护理的精品课程，让更多佛山的志愿者及市民受益。

4. 利用公众号宣传推广。两年来，该院公众号发布中医护理类的报道164次，阅读量57万余次，转发2.4万次，点赞量4.3万次。极大地宣传和推广了中医药方面的知识和技术，让更多的人去了解中医、接纳中医、应用中医。

## （二）人才效益

1. 扩大培训范围。中医护理大讲堂开展以来共培训450余人次，占全院护士比例为45%，极大地弥补了西医学历护士的中医知识和技能，也加强了中医护士的深入学习。

2. 成为中医护理培训基地。获广东省护理学会和护士协会"中医专科护士基地"称号，成为佛山市唯一的"双料"中医护理培训基地，培养广东省中医专科护士35名。

3. 举办中医护理技能大赛。该院与佛山市卫健委、市总工会、佛山市电视台联合举办"佛山市首届中医护理岗位技能大赛"，为全市培养中医护理骨干187人。

4. 编写规范。该院2019年编写《佛山市中医院常用中医护理技术操作规范（第二版）》，增加了16个项目，现在全院已经开展九大类共42个项目。中文、英文对照翻译10项中医护理技术操作流程，在太平洋岛国高级医学人才来访及英国伯明翰城市大学Chris Carter教授来学术交流时展示。

5. 推进中医护理国际化，提高护士的学术地位。该院三名护理人员成为首届中华中医药学会适宜技术国际推广合作共同体理事会理事，平衡罐、牛角罐、小夹板3个项目参加"中华中医药学会适宜推广项目"的申报。

## （三）经济效益

1. 推广应用中医护理技术。学员们将所学的技术带回科室积极推广和应用，全院共开展中医护理技术由26项增加至42项，每个科室6项以上，已实施中医护理技术4 682 690人次，创收1.3亿元。2019年1—10月与2017年、2018同期相比增长10.1%、0.3%。

2. 拓展服务领域。该院2018年成立经络刮痧护理门诊，护理专家每周出诊，已服务1 000余人次，经济效益6万余元。

3. 设立中医治未病护理门诊。2019年第三季度在建中医治未病护理门诊，将开展中医体质耕识、罐法、针法等多项中医护理项目。将此项目作为高水平医院"登峰"计划的主推项目。

4. 申请护理门诊独立挂号。该院成功申请护理门诊独立挂号、开通护理治疗收费权限，将护理门诊服务项目所获得的效益纳入护理系列绩效分配，提高护理人员的专业价值和效益。

（陈玉梅　陈冰）

## 第六节

# 传承经典中医养生文化惠及员工

**编者按**：健身气功源于古老的中医导引之术，长期习练对职工身心的健康均有重要的调节作用。已故国医大师邓铁涛从青年时代起就一直习练八段锦，对八段锦的保健作用更是十分肯定；易筋经是内练脏腑、外强筋骨的经典气功，是活动肌肉、筋骨，使全身经络、气血通畅，从而增进健康、祛病延年的一种传统健身功法；五禽戏更是汉代名医华佗所创立的养生保健功法。广州中医药大学第一附属医院为提高员工健康水平，全院范围先后普及了健身气功八段锦、易筋经、五禽戏，普及传统中医运动养生知识。该院立足中医传统文化，发挥中医传统运动养生优势，利用工会职工文体活动平台，以运动养生文化推广为载体，以"精诚·健康"为主线，在活跃和丰富职工业余文化生活的同时提升职工运动养生认知，提高职工身心健康水平，丰富了医院中医药文化内涵。

## 一 ┃ 背景 ┃

广州中医药大学第一附属医院自2015年初推广健身气功系列运动，近5年的时间里，在全院范围先后普及了健身气功八段锦、易筋经、五禽戏，普及传统中医运动养生知识，在职工、患者及家属中大力推广健身气功系列运动，加大中医药文化宣传力度，逐步形成医院传统运动养生文化氛围和品牌，受到医院职工和社会群众的欢迎。

## 二 | 具体做法 |

"精诚·健康"健身气功系列推广活动包括：2015年八段锦专项推广；2016年易筋经专项推广；2017年五禽戏专项推广；2018年、2019年八段锦、易筋经、五禽戏、太极拳集合推广。推广方式包含以下4个方面。

### （一）带操教学

基于大众健康和运动养生文化品牌营造的日常推广活动，从2015年1月底开始，每周一至五上午10:00—10:30，在该院铁涛广场（门诊楼前广场）进行八段锦、易筋经、五禽戏义务教学，该项活动全年开展，面向职工和来院的社会公众，5年始终如一的坚持，吸引了患者和周边群众的参与，在传递中医运动养生健康理念的同时，健身气功推广成为铁涛广场一道靓丽的风景线。

### （二）集体比赛

每年10月下旬，面向全院职工，以科室或党支部为单位组织开展专项比赛，各科室通过比赛、备赛组织的集中训练，加强了科室间员工的交流，传统中医养生运动起到强身健体的作用。

### （三）专场培训

每年集体比赛前，7—9月面向各参赛队领操员、骨干队员及对健身气功感兴趣的职工进行专门培训，提升健身气功水平。

### （四）交流比赛

该院健身气功队队员定期开展训练，组织健身气功骨干人员及对健身气功感兴趣的职工等定期或不定期开展交流与切磋。

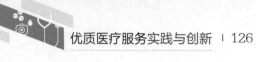 

## 三 | 特色 |

### （一）发挥传统中医特色优势，将健身气功融入医疗服务和医院文化建设中

该院康复科推拿门诊、肾病科、心内科、治未病科等在日常诊疗之外将健身气功推广习练纳入临床治疗及干预保健中。以心内科、妇儿中心、肾病科为例：2018年5月13日，心内科在流花公园举办"名医面对面——康身先康心，运动健身心"户外大型公众健康公益活动，该院健身气功队现场表演及讲解八段锦习练要点，活动现场火爆，近5万人线上关注；2019年6月1日，妇儿中心"岭南罗氏妇科诊法"开放日流花公益活动，该院健身气功队现场表演五禽戏并讲解健身气功习练要点，广受追捧；2019年7月24日，全国科普日活动中肾病专科举办"升阳补肾功法"义教、义演活动，该功法是健身气功队员在"八段锦"义教基础上，结合肾病患者需求，推出的一套适合肾病患者日常应用的养生功法，该功法继承了八段锦的助升阳气、大补肾气的精华动作，又根据中医经络学说，针对肾病患者的专科病情有所创新，可调动身体阳气以强腰固肾，有效改善患者精神疲倦和腰酸背痛等问题，也可提高心肺功能，提升脾胃运化能力，从而提高生活质量，延长寿命，是一项简单易学的养生功法。

### （二）结合中医行业特点，融职工活动、职工健康干预、养生保健与预防干预为一体

健身气功推广活动集文体活动与职工健康干预为一体，将对职工健康的关注与关爱落到实处，提升了职工身体素质；通过比赛活跃了气氛、丰富了职工文化活动内容；通过比赛加强了职工间的交流与合作，增强集体凝聚力和集体荣誉感，受到职工的欢迎。

### （三）开展健身气功培训与宣传推广活动，形成传统中医运动养生推广名片

该院健身气功队自组建以来，健身气功宣教有声有色地开展。健身气功队员的身影活跃在各类活动中：白云山"郑仙诞"表演、医院文艺晚会、登山表演、

北京路"全国中医药院校第十届传统保健体育运动会"新闻发布会、顺德区委/区政府机关员工（200多人）运动养生讲座及八段锦教习、法国交流学习团队观摩与习练易筋经、"中医中药中国行——广东行"宣传活动八段锦教学、省教科文卫工会女职委培训、市妇联公益培训等，该院健身气功队的表现获得好评，该院健身气功推广成为本院中医药文化宣传名片。

### （四）组建健身气功队及健身气功协会，参加健身气功交流与比赛屡创佳绩

该院2016年组建了医院健身气功队，2019年11月成立了医院健身气功协会。健身气功队员参加比赛与交流获得好成绩，通过比赛提升水平：2018年6月，队员参加深圳宝安区第一届"宝体杯"武术大赛获亚军；2019年9月，健身气功队参加"安徽亳州第四届中国国际健身气功博览会暨第十一届华佗五禽戏养生健身交流比赛"获集体五禽戏二等奖、八段锦三等奖，个人八段锦一等奖，五禽戏、易筋经、六字诀三等奖的好成绩。

## 四 | 主要成效 |

### （一）健身气功融入医院各项工作中

在该院的大力推广下，健身气功融入该院的各项工作中：一是融入职工日常锻炼，促进职工身体健康；二是融入工会各项活动，丰富活动内容，彰显中医特色；三是融入临床保健与干预治疗，各科推广应用，惠及更多群众；四是融入该院文化建设，丰富该院中医药文化建设内涵。

### （二）全院范围普及健身气功运动

5年的推广，在全院范围内营造了很好的运动养生氛围，在广大职工中普及了健身气功运动。

1. 日常广泛推广。从工会发布在院内网的有关健身气功相关新闻通讯、视频的职工点击浏览量可以看出职工对健身气功推广活动的关注度和参与度都很高，截至2019年11月职工浏览八段锦演练示范视频的次数达257 808人次，人均浏览次

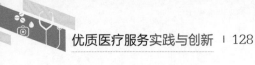

数近90人次。

2. 举办年度比赛。该院在2015年、2016年、2017年连续3年分别开展了八段锦、易筋经及五禽戏集体比赛，2018年、2019年连续两年进行了八段锦、易筋经、五禽戏、太极拳集体和个人的综合比赛。5年（2015—2019年）共55支参赛队伍900多人次参与养生赛事。健身气功在职工中得到普及和推广。

3. 开展专项培训。"关于开办八段锦培训班的通知"，工会发布时间为2015年8月6日，职工阅读次数为16 480人次。2015年、2016年、2017年连续3年邀请专业老师分别开展了八段锦、易筋经及五禽戏专项培训，3年共8场培训300多人次参加，培养了健身气功推广骨干人才。

### （三）培养健身气功推广骨干人才

"精诚·健康"健身气功系列推广活动的开展汇聚了该院健身气功爱好者，形成了该院健身气功推广团队，为中医运动养生文化宣传与推广组建骨干力量。健身气功推广团队现有骨干领操员、教练员10人，主要为治未病科、康复科等临床专业医师；汇集各科参赛队员组成的健身气功集体表演成员几百人。该院健身气功队也开展对外培训，参加比赛、学习交流等，不断提升健身气功水平和健康干预实践与探索，将健身气功更好地融入、应用于治未病健康干预中。

### （四）改善职工健康状况

该院自推广系列健身气功以来，职工工作之余习练健身气功蔚然成风，成为一种习惯。各科室每年参赛队伍的平均数从12～13人到现在的22～23人，有的科室干脆由主任、护士长带头，大家平时一起练、比赛一起上。正是这种氛围，才有了八段锦视频25万多人次的浏览记录。近年来职工的健康水平有所提升，近3年职工门诊医疗费用支出呈下降趋势：2016年1027.5万元；2017年1016.2万元；2018年971万元。

（姚丽芬　陈冰）

# 第五章

# 发挥医联体作用
# 开展技术帮扶

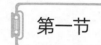第一节

# 构建基层药学智慧帮扶新模式

**编者按：** 2018年国家卫生健康委员会印发的《全面提升县级医院综合能力工作方案》指出，到2020年，500家县医院（包括部分贫困县县医院）和县中医医院要分别达到"三级医院"和"三级中医医院"服务能力要求。中山大学附属第一医院与8家县级医院组成医联体，医院药学部作为国家临床药学重点专科，也承担了对基层医院临床药学的帮扶工作，大体上经历了初期帮扶阶段和智慧帮扶新模式阶段。初期的帮扶并不顺利，帮扶效果不持久。开展智慧帮扶后，取得良好的成效，在提升基层药师服务能力和水平及规范基层药物管理、优化药学服务、合理用药等方面发挥了积极作用，其成果也为医联体专科建设提供了宝贵经验。该院的实践表明：医联体的帮扶仅靠人力支援是远远不够的，必须运用现代信息手段，实现线上、线下全方位联动，让"联""通"不再难。

## 一 ┃ 背景 ┃

初期帮扶阶段，中山大学附属第一医院每月派1名临床药师到基层医院帮扶指导1周，带领基层医院临床药师查房、会诊及进行案例分析等。但基层临床药师仍反馈日常工作中存在较多困难，缺乏完整的工作思路，会诊、点评、沟通能力不足，抗生素会诊帮不上忙，抗生素合理使用指标不达标，院领导和临床科室不认同临床药师的作用。特别是帮扶专家离开后，基层医院临床药学工作会出现一段空白期，这段时间内基层机构药师学习热度减退，临床会诊、抗生素管理等都无法进行，帮扶效果不能持续。由于帮扶专家不可能长期驻守基层医院，如何改进帮扶方法达到持续帮扶基层临床药学服务是迫切需要解决的问题。针对初期帮扶

存在的问题，该院药学部依托自主研发的掌上智慧平台"医行"，探索出一个线上与线下相结合的智慧帮扶基层医院药学新模式。

## 二｜具体做法｜

### （一）构建线上、线下服务平台

每月第1周，该院药学部专家到基层医院进行现场帮扶；每月第2～4周，通过掌上智慧平台进行线上远程会诊、远程处方审核、远程理论培训及案例学习。实现线上手牵手、线下面对面，建立一支分不开、带不走的基层药学帮扶队伍。通过智慧平台的远程帮扶，填补帮扶的空白期，达到实时协助、持续帮扶、共同成长的效果。

### （二）组建经验丰富的帮扶团队

该院药学部依托国家重点专科平台，组建了包括抗感染、抗凝、心血管、ICU、孕产儿童在内的多专科帮扶临床药师团队。团队成员均为硕士以上学历，均为卫健委、医院协会及中华医学会的临床药师带教师资，获得美国药师协会药物治疗管理师资培训证书、美国临床药学培训证书等资格，能较好完成帮扶内容。

### （三）建立行之有效的帮扶制度

该院药学部在新帮扶模式中建立了线下及线上的帮扶制度，如远程药学会诊值班制、远程药学会诊流程、药学远程反馈制度等。通过每日联系实时解决临床药师会诊过程中面临的、自己无法解决的临床药物使用问题，特别是抗生素的合理使用；每月总结问题案例，形成数据库；每季度统计抗生素管控指标，结合问题案例形成反馈闭合链，确保构架清晰、切实有效，规范新模式帮扶工作同质性，增强新模式的帮扶效果。

# 三 ┃ 特色 ┃

## （一）全天候临床药师指导

首先利用"医行"在线模块远程实时帮扶基层临床药师对疑难病例用药、特别是重症患者抗生素选择的会诊工作。由基层药师在掌上智慧平台发起远程会诊申请，同时将患者病情及抗生素选择等用药难题上传。该院值班药师在半小时内受理会诊，安排帮扶团队中需要参与讨论的成员，大家在智慧平台中汇合讨论并给出指导意见，基层药师还可以使用该模块的即时通信功能进行患者病情补充与反馈。在会诊结束后该院值班药师记录并负责追踪治疗效果。

同时，每月基层药师在智慧平台上提交抗生素等处方点评或医嘱审核中存在的问题，接受该院药师的远程点评指导，从而达到远程审方点评与现场指导同质化的效果。

## （二）在线培训共享

该院药学部每周安排1名临床或药学专家进行临床药物治疗讲座，通过"医行"在线模块的即时通信功能，将授课内容同时分享到平台的各基层医院，以达到持续培养基层药师的效果。该院帮扶药师团队每日将药物合理应用知识发送到智慧平台，便于基层药师"各取所需"。

## （三）"三大板块"相得益彰

该院药学部主导研发了公益的掌上智慧平台"医行"，利用其医务端的"医行在线""药学点滴""病例讨论"三大模块来实现远程帮扶。"医行在线"模块可以即时通信、实时沟通，可用于远程会诊、远程处方审核、远程培训等方面；"药学点滴"模块可用于合理用药知识、基本技能的学习培训，便于基层药师利用碎片时间"充电"学习；"病例讨论"旨在提高基层药师发现和解决临床用药问题的实践技能。模块能回顾经典案例，达到温故知新的效果，同时又能打破时空限定，使得其他基层医院药师也可同时学习。该智慧平台相对微信、QQ等通信工具具有实时通信便利、信息储存不易丢失、配套模块成熟利于操作、数据处理后台整合等优点，非常适合用于基层药学远程帮扶工作。

## 四｜主要成效｜

### （一）填补药学帮扶工作的空白

基于掌上智慧平台的基层药学智慧帮扶新模式能突破时间及空间的限制，通过掌上智慧平台构建的线上与线下相结合的基层药学智慧帮扶新模式，使得既往帮扶的单一专家可以转变为多专科的专家团队、由帮扶的单一时间点转为全天候全程帮扶，由原来的单一专科和单一院区转变为可面对全院科室甚至多个院区，从而使得基层药师得到实时持续的全方位提升。同时该模式不需要更多的人、财投入就能取得更好的帮扶效果。该帮扶模式不限于药学学科，其他学科帮扶也可借鉴。

### （二）线上、线下为基层开展全方位服务

以德庆县人民医院的帮扶效果为例。

德庆县人民医院是一所二级甲等医院，医疗服务辐射120万人口。2017年门诊量61万人次、住院1.8万人次、手术3 000多例。该院2017年抗生素管控指标中门诊患者使用率为23.64%，Ⅰ类切口预防抗生素使用率为47.19%，均超出国家要求。中山大学附属第一医院药学部运用新帮扶模式，从抗生素管理角度入手，取得较好的帮扶效果。

1. 通过线下工作完善了该院的药物遴选制度。对该院抗生素目录进行了优化，去除了头孢曲松他唑巴坦等配伍不合理药物，新增了眼用制剂2个品规，建立抗感染药物使用路径5项，设立各科室使用强度指标。

2. 强化合理用药。对全院及重点科室的合理用药问题进行有针对性的知识讲座26次，与各临床专科举行问题反馈沟通会议16次。

3. 发挥远程指导作用。利用远程模式实时指导会诊案例167例、远程协助处方医嘱点评3 600余张、远程理论授课28次、建立典型案例135例。该院角膜炎、结膜炎门诊和急诊处方中全身抗生素用药比例过高，中山大学附属第一医院药学部通过远程处方点评找出问题、制订使用规范，单该项改进就使该院门诊和急诊抗生素使用率下降4%。

4. 药师能力明显提升。该院药师的能力评测成绩由帮扶前的平均分68分提升

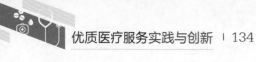

到了81分,到临床科室参与疑难诊治病例数由0例提高到每季度33例。该院药师的点评能力也得到较好提升,门诊和急诊处方点评不合理率呈现了先升高再下降的趋势,这恰好说明了该院药师发现能力的提升和持续改进的效果。

5. 该院抗生素指标明显下降。2018年全院抗生素使用金额较2017年下降了13%,门诊患者使用率由23.64%下降至19.74%,Ⅰ类切口预防抗生素使用率由47.19%下降至28.81%,均达到国家要求。

## (三)新模式得以推广

在掌上智慧平台的基层药学智慧帮扶新模式在实践中取得较好效果的基础上,在药学联盟和国家健康扶贫的政策支持下,已开始在包括西藏、新疆等边远省份的5个省15家县级医院开始推广,利用远程模式把该院的优势专科与药学专家资源辐射到边远省份基层医疗机构,切实做好精准对位的药学帮扶工作,进而惠及当地百姓。

该案例荣获2019年改善医疗服务行动第五季全国医院擂台赛中南赛区"拓展药学服务新内涵"主题第一名及"十大案例"。该团队相关改善药学服务主题案例多次被国家卫健委发文推广。

(何秋毅　梁若怪)

## 第二节

# "珠江专科医疗联盟"同质化建设模式

编者按：专科医疗联盟，是以某医院特色优势专科为中心，联合其他医疗机构相同的专科技术力量，组成区域内或跨区专科集群。专科医疗联盟，开放、共享优质资源，实现医疗资源上下贯通，形成补位发展模式，促进专科技术水平和服务能力的整体提升。同时专科服务工作重点下移和下沉，推动分级诊疗，为医改"强基层"目标赋能。

南方医科大学珠江医院充分发挥专科资源优势，于2017年3月在广东省内率先启动专科联盟建设，历经试点建设、正式启动、远程平台上线、精准同质化等发展阶段，通过创新联盟管理体制、运行机制、远程MDT协作平台等实践，建立了以"医、教、研、管"四位一体为内涵核心的能力同质化建设模式。通过同质化建设，该院帮助加盟专科精准补足专科短板，精准提升医疗技术能力和医疗质量水平，有效解决基层优势资源匮乏和动力不足的难题，提升医院整体服务能力，让群众在家门口就能享受到大城市大医院同等质量的医疗服务，同时也促进牵头医院进一步向精细管理、质量效益型转型升级。

## 一 | 背景 |

2017年3月，国务院办公厅下发了《关于推进医疗联合体建设和发展的指导意见》，要求三级公立医院参与医联体建设工作且发挥引领作用，并提出专科联盟、远程医疗协作网等医联体组织模式。广东省卫健委在《医疗联合体绩效考核评价方案》中明确提出：聚焦医联体建设重点领域和关键环节，总结经验、提炼可推广的做法或模式，至2020年底，力争全省90%的县级医院医疗服务能力达到基

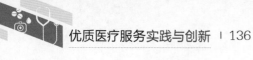
本标准，力争县域内住院率达90%左右。但目前基层医院现状与政府要求差距较大。广东省57个县，县域内住院率达到90%的仅9个（15.8%），最低的县域内住院率为51.6%。虽然省级医院纷纷与基层医院开展合作，但尚未形成专科间、医师间的高效协作，仍难改变基层专科能力不强、患者外转情况，因此亟需一套能提升专科医疗技术能力和医疗质量水平的管理模式，进而针对外转病种有的放矢投放资源，精准补足专科短板，进而提升医院整体服务能力，将患者留住。

南方医科大学珠江医院是集"医、教、研"为一体的大型综合性教学医院，随着该院向精细管理、质量效益型的转型升级，客观要求与基层医院在常见病、多发病方面的诊疗达到无明显差异的同质化效果，从而实现院间会诊和双向转诊的高效协作。

## 二 ┃ 具体做法 ┃

### （一）建立联盟管理体制和运行机制

该院建立"联盟理事会—医联体运营中心—专科联盟"三级管理架构。理事会为最高议事机构，下设医联体运营中心，负责联盟规划执行和日常管理。该院还建立了运营发展、沟通交流、质量保证、评价改善、资源保障五大运行机制。

### （二）搭建联盟远程MDT协作平台

该院研发以手机、电脑为载体的远程协作平台，具备远程医疗（会诊/转诊/病例讨论）、教学（培训/共享资源）、科研（数据存储/运用）、管理（会议/盟群管理/患者全程跟踪）等功能，与广东省远程信息实时交互、结果互认。该院在院内25个专科建立专科联盟远程会诊中心，在60家联盟医院相应专科建立远程会诊分中心，实现"专科—专科"的远程协作。

### （三）实践专科服务能力同质化专项建设模式

该院依托联盟体制机制和远程平台，实现牵头专科和加盟专科间点对点、"医、教、研、管"四位一体的线上、线下协同工作，推动了专科同质化建设。此外，该院以国家卫健委《县医院医疗服务 能力基本/推荐标准》《三级综合医院医疗服务能力指南（2016版）》等为参考，针对广东省各县外转前5位病种，试点开展"专科精准双提升"（即加盟专科医疗技术能力和医疗质量水平双提升）实证研究，使基层医院与珠江医院在常见病、多发病的诊疗上达到无明显差异的同质化效果，旨在总结提炼一套可推广应用的专科服务能力同质化建设模式。

# 三 | 特色 |

## （一）专科联盟建设方法创新

1. 探索并实践联盟建设"最佳路径"。该院通过创新管理体制、运行机制、协作模式等，建立了从签约、运营、专项、评价、保障到持续改进的工作机制，理顺了联盟运作流程，使联盟内涵建设持续深化。联盟独有的管理体制和运行机制，保障联盟组建和管理工作高效开展，有效调动了专科开展专科联盟建设的主观能动性。

2. 实现"专科—专科"的远程MDT协作。该院联合企业共同研发远程协作平台EachDoctor实现了"专科—专科"的远程MDT协作，在此基础上，按"分布式"整体框架完成"院级—院内专科—院外专科"的珠江远程体系搭建，率先与广东省远程对接，并引入第三方平台，将省远程的应用延伸到"专科"，将远程协作延伸至社区。珠江远程体系建设思路和成效得到广东省卫健委高度评价。

3. 填补专科联盟和同质化建设领域的研究空白。目前国内关于医联体的研究集中在医联体建设可行性和必要性探讨上，实践经验与思考、治理结构改革、困境与对策分析、建设路径探讨等，均基于医院与医院间的医联体协作，而对新模式专科联盟的研究较少，探讨医联体同质化的研究几乎空白。本实践探索，开启了专科联盟和同质化建设的新途径。

4. 探索总结珠江专科医疗联盟同质化的建设模式。目前国内尚无统一的医疗质量控制标准，医联体同质化建设尚无建设模式。本项目采用个案研究法、实验法、经验总结法等研究方法，进行联盟同质化建设模式设计、试点建设、验证、总结提炼等研究，形成一套可推广应用的同质化建设模式。

## （二）医联体建设管理创新

1. 运用战略管理方法。基于战略管理的视角，全面规划专科联盟的战略设计，使其符合联盟成员、政府百姓的共同利益和发展诉求。

2. 运用项目管理方法。整合各方资源和优势，推进专科联盟快速落地。

3. 结合精益管理理念。推进项目成果的持续改进，实现专科联盟建设目标。

## 四｜主要成效｜

### （一）体制创新保障联盟健康发展

该院根据联盟"医、教、研、管"四位一体的内涵建设和专科MDT协作发展需要，组建21个临床类、5个平台类、2个专病类和4个管理类合计32个具体专科联盟，吸引300家医院781个专科加盟，辐射18个省57个地市。

联盟根据医院类型、层级、属性、区域等推选16家代表担任理事单位，共同商议联盟重大事项，避免决策权失衡。医联体运营中心理顺医院内部协作机制，为联盟单位提供一站式服务。

### （二）机制创新保障联盟可持续发展

运营发展、沟通交流、质量保证、评价改善、资源保障五大运行机制使联盟日常运作规范开展，全方位评价使联盟建设持续改善，资源保障机制促使政府、医学院校、研究机构、企业等协作共赢、同向发力助力联盟发展。

该院牵头组建全国首个"儿童重症脑病联盟"，儿科重症科、康复科均成为广东省提升县级医院专科服务能力项目牵头单位，多科室牵头制定省远程专科诊疗中心建设标准，并受政府邀请开设名医工作室，2019年10月成为"中国县域医共体业务协同与资源共享平台共建单位"。

### （三）平台创新实现专科间MDT协作

在珠江医院和联盟单位全面部署远程平台，每个科室都是远程协作中心。联盟专科可随时发起远程MDT会诊，全过程跟踪了解转诊患者的诊断和治疗过程，在自己科室每周参加珠江医院的讲座培训、病例讨论，与珠江医院专科同步学习、共同成长。进行远程MDT协作平台注册与应用的医务人员近万名，每周开展至少3场远程培训，仅近半年完成远程会诊、病例讨论1 160例。该平台荣获2018年中国医学创新大赛优秀奖。

## （四）创新联盟同质化专项建设模式

该院基于学科建设规律、项目管理理念和专科联盟实践，创新提出"专科精准双提升"：即以专科建设为突破口，在既定时期内针对联盟专科实施三个结合、四位一体、五个阶段、十个步骤的建设，实现精准调研、精准协作、精准管理，以提升联盟专科医疗技术能力和医疗质量水平，推动联盟同质化建设。

1. 三个结合。线上与线下、日常与专项、技术与管理。

2. 四位一体。医疗、教学、科研、管理。

3. 五个阶段。基线调查、目标设定、方案设计、方案实施、项目验收。

4. 十个步骤。对接专科、组建团队、调查基线、设定目标、制定方案、实施监测、确认效果、试运营、试运营评价、结题。

"专科精准双提升"项目在广东省3个县级人民医院的3个专科（心血管内科、普通外科、骨科）试点建设。

## （五）荣誉榜

在2018中国医院县域品牌专科评选活动中，珠江专科医疗联盟的11所医院41个专科荣登20强，16个专科位列前2名（表5-1）。

表5-1  2018年珠江专科医疗联盟11所医院41个专科排名

| 专科类别 | 专科排名 | 医院 | 省份/城市 | 医院级别 |
|---|---|---|---|---|
| 心血管内科 | 1 | 高州市人民医院 | 广东/茂名 | 三级甲等 |
| | 2 | 阳春市人民医院 | 广东/阳江 | 三级未定等 |
| | 7 | 惠州市第六人民医院 | 广东/惠州 | 三级未定等 |
| | 11 | 中山市小榄人民医院 | 广东/中山 | 三级甲等 |
| | 19 | 新兴县人民医院 | 广东/云浮 | 二级甲等 |
| 呼吸内科 | 1 | 高州市人民医院 | 广东/茂名 | 三级甲等 |
| | 6 | 中山市小榄人民医院 | 广东/中山 | 三级甲等 |
| | 17 | 新兴县人民医院 | 广东/云浮 | 二级甲等 |
| 神经内科 | 1 | 高州市人民医院 | 广东/茂名 | 三级甲等 |
| | 2 | 惠州市第六人民医院 | 广东/惠州 | 三级未定等 |
| | 3 | 中山市小榄人民医院 | 广东/中山 | 三级甲等 |
| | 12 | 怀集县人民医院 | 广东/肇庆 | 三级甲等 |

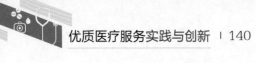

（续表）

| 专科类别 | 专科排名 | 医院 | 省份/城市 | 医院级别 |
|---|---|---|---|---|
| 神经内科 | 18 | 新兴县人民医院 | 广东/云浮 | 二级甲等 |
| | 20 | 罗定市人民医院 | 广东/云浮 | 三级甲等 |
| 内分泌科 | 2 | 翁源县人民医院 | 广东/韶关 | 二级甲等 |
| | 4 | 高州市人民医院 | 广东/茂名 | 三级甲等 |
| | 13 | 怀集县人民医院 | 广东/肇庆 | 三级甲等 |
| 肿瘤科 | 2 | 高州市人民医院 | 广东/茂名 | 三级甲等 |
| | 9 | 中山市小榄人民医院 | 广东/中山 | 三级甲等 |
| | 12 | 罗定市人民医院 | 广东/云浮 | 三级甲等 |
| 普通外科 | 1 | 高州市人民医院 | 广东/茂名 | 三级甲等 |
| | 2 | 中山市小榄人民医院 | 广东/中山 | 三级甲等 |
| | 13 | 罗定市人民医院 | 广东/云浮 | 三级甲等 |
| | 17 | 怀集县人民医院 | 广东/肇庆 | 三级甲等 |
| 骨科 | 1 | 中山市小榄人民医院 | 广东/中山 | 三级甲等 |
| | 2 | 高州市人民医院 | 广东/茂名 | 三级甲等 |
| | 10 | 阳春市人民医院 | 广东/阳江 | 三级未定等 |
| | 11 | 怀集县人民医院 | 广东/肇庆 | 三级甲等 |
| | 16 | 罗定市人民医院 | 广东/云浮 | 三级甲等 |
| | 19 | 南海区第六人民医院 | 广东/佛山 | 二级甲等 |
| 胸外科 | 1 | 高州市人民医院 | 广东/茂名 | 三级甲等 |
| 妇产科 | 1 | 高州市人民医院 | 广东/茂名 | 三级甲等 |
| | 2 | 怀集县人民医院 | 广东/肇庆 | 三级甲等 |
| | 3 | 中山市小榄人民医院 | 广东/中山 | 三级甲等 |
| | 5 | 惠州市第六人民医院 | 广东/惠州 | 三级未定等 |
| | 6 | 南海区第六人民医院 | 广东/佛山 | 二级甲等 |
| | 10 | 阳春市妇幼保健院 | 广东/阳江 | 二级甲等 |
| | 17 | 三水区妇幼保健院 | 广东/佛山 | 二级乙等 |
| 眼耳鼻喉科 | 1 | 中山市小榄人民医院 | 广东/中山 | 三级甲等 |
| | 2 | 高州市人民医院 | 广东/茂名 | 三级甲等 |
| | 14 | 南海区第六人民医院 | 广东/佛山 | 二级甲等 |

（王志远　梁若柽）

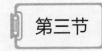

第三节

# "组团式"紧密医联体帮扶实践

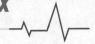

**编者按**：医联体建设是近几年的热门话题，是进一步深化医改的重头戏。它以强基层，提升基层医疗卫生服务能力，提高基本医疗卫生服务均等化、同质化、一体化为主旨，更好地满足人民群众的健康需求。医联体不论什么形式，当以人才培养、学科建设、提高专病诊治能力为核心要素。2017年底，暨南大学附属第一医院与龙门县委县政府签订了建立"紧密型医联体"，共建托管龙门县人民医院的协议，"组团式"帮扶拉开序幕。

## 一 | 背景 |

龙门县是广东省山区贫困县，直至前两年，龙门县人民医院还处于"缺医少药"状态，住院基础设施差，还是20世纪七八十年代建设的旧院区，是广东省县级医院中少数几个没有搬迁新院区的医院之一，医疗水平不高，常年县域住院率在全省57个县级医院中排名倒数第二，有资质的临床医师匮乏，基本药物也不齐全，全院最先进的大型医疗设备是1台陈旧的4排螺旋CT。暨南大学附属第一医院不忘初心，带着推进深化医疗卫生体制改革的使命，与龙门县人民医院建立了裙带关系。他们组建技术团队，从提升临床专科服务能力、大力培养合格专业人才入手，克服种种困难，因地制宜地开展工作，在实践帮扶中，把先进的技术水平、科学的管理经验、良好的医德医风带到基层，经两年努力取得实实在在的效果，龙门县人民医院整体水平得以较快提升。

## 二 ┃ 具体做法 ┃

### （一）组派工作队下沉挂职

暨南大学附属第一医院自2018年1月开始，向龙门县人民医院派驻13人的医疗工作队，包含普通外科、神经外科、神经内科、产科、心内科、麻醉科、呼吸内科、ICU、新生儿科、儿科、放射科和超声检查室13个科室，13位专家到相关科室任挂职主任，参与院、科两级管理。大部分队员半年换一批，部分队员一年期。至2019年7月统计，暨南大学附属第一医院共有5批32人到龙门县人民医院下沉挂职，2018年10月底，还有4名队员主动报名参加广东省组织部和广东省卫健委组织的龙门"组团式"帮扶工作队，涉及神经外科、呼吸内科、麻醉科、放射科4个专业，眼科、妇科和药学部专家定期来龙门县人民医院"柔性"帮扶，期间还临时聘请专家80人次到龙门县人民医院指导工作。这些技术骨干到位以后采取师带徒、手把手等多种形式"传帮带"，培养基层卫生人才，使其快速成长，为当地打造一支带不走的人才队伍。

### （二）深入调研，有针对性地制定帮带计划

知己知彼，百战百胜。首先，要求每个队员在相关科室做深入的调研，掌握第一手材料，全面了解医院和科室的现状和存在的问题。然后，制定工作目标、工作计划，撰写关于科室专科建设的建议报告，并提交双方医院管理层审核，使帮扶工作有针对性、有条不紊地稳步推进。工作队定期（至少每月1次）召开队务会，每个月都要求每个队员认真做工作汇报，提出持续的改进建议，同时在挂职结束时提交一份挂职总结。

### （三）完善制度，提升管理效能

医疗工作队的队员们用主要的精力来规范科室的日常医疗常规，认真落实18项核心医疗制度，特别要坚持带教查房、三级检诊、会诊、危重症患者抢救、疑难病例全院讨论等制度，在落实制度的医疗实践活动中学习，提高诊疗技术水平。工作队通过每月1次病历质量控制、处方点评、医院感染培训来推进龙门县人民医院持续改进，同时建立"暨大附一院"——龙门医院上下无障碍转诊机制和

远程会诊机制，落实分级诊疗制度，完善双向转诊绿色通道，多个科室建立起专科联盟，推进优质医疗资源上下贯通，致力打造服务、管理、责任、利益、信息共同体。

### （四）推广医疗适宜技术，加强学科建设

医疗工作队用1年半时间，开展新技术、新项目合计35项，填补了10多项县内医疗空白，创建6个惠州市临床重点专科，全院开放病床从400张扩增到443张，内科由3个病区扩展到5个病区，为龙门县引进首个移动母婴室项目，成立消化内镜检查室、呼吸内镜检查室、超声多普勒检查室，添置了核磁共振仪，成立了核磁共振室，增加新诊断病种286种。在大家的一致努力下，龙门县人民医院在2018年12月获得省级和2019年4月国家级胸痛中心（基层版）认证；获得国家级"示范防治卒中中心"认证（全国唯一免检）；到2019年8月龙门县人民医院在全国防治卒中中心综合100强中排名第7位，静脉溶栓技术50强中排名第3名，是广东省唯一上榜医院。适宜医疗新技术的开展，使得龙门县人民医院整体医疗水平得到了明显的提高。

### （五）坚持开展继续教育培训

医疗工作队坚持每周1次的授课培训，1年半时间内，工作队总共在科内、院内和县域内授课培训500多课次，极大地提高了基层医疗人员的理论和实践水平，同时也在龙门县人民医院内掀起了你追我赶的学习氛围。

龙门县人民医院还举办各类省级的继续教育项目共计10余次，举办惠州市的继续教育项目2项，组织全院的心电图知识竞赛和卒中知识竞赛各1次，学术沙龙2次，牵头全院急救技能培训和考核，大大丰富并活跃了医院的学习氛围。龙门县人民医院医务人员到华侨医院进修学习43人次。

### （六）深入乡镇为群众服务

1年半时间，医疗工作队举办大型乡镇村义诊活动10余次，服务群众3 000多人次。队员们还积极参与龙门的县域医联体建设，下沉到乡镇卫生院进行教学查房，授课培训50多次，扩大了社会影响力。

## 三 ┃ 主要成效 ┃

1. 工作量（2018年与2017年相比）。

（1）龙门县人民医院门诊和急诊人次增加8.1%（其中新生儿科增幅达117%）。

（2）住院人次基本持平，微增0.56%（其中新生儿科增幅为11.8%，内科增幅为9.9%）。

（3）手术量增幅较大，达42%。其中三四级手术占手术量的30%，增长62%；外科一区（普通外科和泌尿外科）增长44%，其中腔镜手术553人次，比2017年增长273%；外科三区（脑外科和烧伤科）推广了微创血肿清除手术，手术总量为506例，增长30%。总体看：挂职科室和开展新业务、新技术的科室相对指标增幅较大（表5-2、表5-3）。

**表5-2 2018年与2017年指标对比**

| 年份 | 县域住院率/% | 县域住院率全省排名 | 门诊和急诊量 | 住院服务人数 | 手术量 | 转诊人数 | 诊断新病种 |
|---|---|---|---|---|---|---|---|
| 2017年 | 59.4% | 56 | 44万人次 | 18 699人次 | 5 073例 | 866 | — |
| 2018年 | 62.8% | 53 | 48万人次 | 18 736人次 | 8 746例 | 747 | — |
| 增减 | +3.4% | +3 | +8.1% | +0.56% | +42%（三四级手术增长62%） | −11.9% | +286 |

**表5-3 2019年1—9月业务数据**

| 年份 | 门诊量 | 住院量 | 手术量（1—6月） |
|---|---|---|---|
| 2018年 | 353 850人次 | 13 620人次 | 3 757例 |
| 2019年 | 392 022人次 | 15 701人次 | 4 755例 |
| 增减 | +10.79% | +15.28% | +26.56%（其中四级手术增加了1.35倍） |

2. 县域住院率。2018年较2017年县域住院率提升3.2个百分点，在全省排名提前了3位，排53位。2019年第一季度县域住院率进一步提高了2个百分点，全省排位再提升2位，排51位。两年时间排位提升4位。

3. 转诊率。2018年龙门县人民医院转诊患者747人次，比2017年的866人次减少了119人次，转院率减少11.9%。

县域住院率提升，转诊率下降，表明当地群众在家门口看病的人多了，这与县医院能力建设息息相关，也充分体现了医联体的作用。

（项永生　梁若柽）

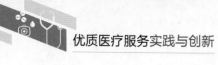

# 基于医联体平台的区域性老年服务管理

**编者按**：随着我国人口老龄化的不断加速（2017年底我国65周岁以上的人口有1.58亿，占总人口的11.39%），老年人对医疗的需求必然增加。老年群体慢性病患病率是全部人口的3.2倍，伤残率是全部人口伤残率的3.6倍，因此医疗照护对老年群体尤为重要（2015年人口普查珠海市共163.4万人，其中老年人口占 17.19 万人，老年人口占总人口的比重为10.52%）。下面的案例利用了现代"互联网+医护"的优势，构建了以居家为基础、社区为依托、医院为保障的老年护理服务体系。该服务体系将不同级别医院、社区卫生服务中心、养老院与居家养老、医养中心等有机结合起来，把院内医疗护理延伸到社区和养老院及居家老人，探索医养结合发展之路。下面的案例对分级诊疗制度的实践有很好的示范作用。项目组成员重视前期调研，科研与临床相结合，在实施过程中加强老年专科护理人才培养。遵义医科大学第五附属（珠海）医院采用送出去、请进来的方式对全院护士强化培训，并接受外单位进修护士，为基层培养人才。该院针对老龄患者不同疾病的特点及需要开展服务，服务形式多样化，服务项目逐年增加，使辖区内的老龄患者体验到温暖、高效、便捷的医疗服务。

## 一 ｜ 背景 ｜

老龄化问题已经成为关系国计民生和国家长治久安的重大战略性问题，老年护理在应对养老危机中，具有不可替代的重要作用。珠海市斗门区原住及旅居老人多，区域老年护理需求大。遵义医科大学第五附属（珠海）医院（简称"遵医五院"）为珠海西区唯一的集医疗、教学、科研、防治为一体的三级综合医院和临床教学医院。2015年11月，该院联合遵义医科大学珠海校区及九明医养结合中心，在斗门区医联体平台下，"医、教、研"同步发展，构建老年护理服务体系，促进区域内各医疗机构老年护理能力的提升。

## 二｜具体做法｜

### （一）建立医联体的运行体系

自2015年11月成立以来，该院建立了与基层医疗卫生机构之间分工协作的有效机制；实施优质资源下沉机制，提升基层医疗服务能力；积极完善分级诊疗，科学实施双向转诊；统一信息平台，建立区域远程会诊中心、区域医联体胸痛和卒中中心及区域医学检验中心，努力实现区域资源共享；扎实推进家庭医师签约服务。老年护理专科团队在其中起了积极的促进作用，形成由护理副院长、护理部、老年护理亚专科护理组构成的三级组织管理架构（图5-1）。

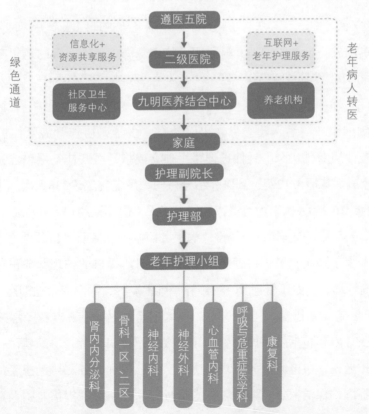

图5-1　以医院、社区、家庭为服务理念的紧密型医联体

### （二）科学调研与人才培养并重

1. 调研基层医疗机构。该院护理团队对斗门区"五镇一街"及所有养老院、敬老院等基层医疗机构开展多次调研工作，采用现场走访、座谈会等进行专业调研。

2. 培训老年护理人才。

（1）提高专科护士的专业素养。该院采用个案护理、循证护理等方式对专科护士进行培训，采用临床综合病例站点式技能考核，每年院内开展培训近百次，院外培训基层老年护理人员；该院支持护士积极参与老年护理服务"互联网+护理"项目，10名护士取得培训合格证；培养老年护理相关专科护士11名。通过培训，专科护士的知识与技能得以提高。

（2）重视护理学本科生的人文素质培养。要求承担校区《老年护理学》理论授课的老师，注重理论与实践相结合，将课堂搬入养老院进行实践教学。让护理学本科生提前了解社区老年护理的特殊性。

### （三）建立老年护理专科联盟及区域服务内容

1. 成立老年护理专科联盟。2019年，该院老年护理团队牵头，联合全市25家老年护理单位成立了老年护理专科联盟，集聚珠海市各家医院的老年专科护士力量，共谋珠海市老年护理发展。

2. 提供多种延伸护理服务项目。该院逐步建立以机构为支撑、社区为依托、居家为基础的服务体系，建立患者出院档案，多学科协作开展延伸护理服务，开展老年慢性病专科10个。延伸护理小组独立或指导医联体基层单位完成上门服务：开展家庭病床服务12例；到医养结合机构、敬老院巡诊333人次；为健康老年人上门体检约16 200人次，为有慢性病的老年人上门体检约13 450人次。

3. 开展特色义诊服务。老年慢性病服务团队到社区及乡村开展老年相关义诊服务每年不少于10次，老年护理服务团队义诊时所提供的护理服务包括"伤口造口、糖尿病管理、高血压管理及三尖瓣导管维护"等，深受患者欢迎。

4. 开展志愿者服务。遵医五院志愿者服务团队现有347名，承接院内外医疗护理。服务内容包括：院内指引，导诊服务；搀扶患者，协助就医；指导敬老院护工照护老人；敬老院慰问及现场协助照护；咨询服务，协助患者使用自助机器；控烟提醒，保洁监督；协助工作人员进行问卷调查；提供轮椅及取药等便民服务等。志愿者服务队在院内服务800余次，院外服务10余次，年度指导敬老院护工50人次、敬老院慰问10余次、现场协助照护老人100余人次等。

5. 加强临床康复护理。该院2014年11月成立康复医学中心，现有医务人员23人，其中高级职称2人，中级职称6人，硕士3人，是珠海西部地区工伤康复唯一定点机构。该中心拥有上肢机器人、下肢机器人、减重康复训练系统、平衡训练仪、冲击波治疗仪等康复设备。专科护师与中医师合作，采用中医康复+现代康复技术，帮助患者康复。该中心擅长神经康复、骨科康复及疼痛康复。经常为周边地区患者提供延伸护理服务，为广大慢性病患者康复提供专业指导。

## （四）加强区域化信息平台建设

1. 加强分级诊疗平台建设。该院建立分级诊疗平台管理系统，完善分级诊疗，科学实施双向转诊。

2. 搭建远程会诊系统。该院为基层医疗机构带来快捷、方便的远程会诊服务，使患者病情得到最及时、最有效地诊治和护理。

3. 实现信息互联共享。区域内均采用同一家信息系统公司（"卫宁"），将逐步实现区域内信息互联共享。

4. 运用云课堂普及老年护理培训。该院将老年护理"线上"培训普及到基层医疗机构，如"云班课"及"钉钉"等。

5. 促进"互联网+护理"的发展。该院逐步对接珠海市"互联网+护理"APP，将医院老年护理服务搬到线上。

## （五）加强区域性辐射能力建设

1. 积极开展院外护理会诊。该院通过医联体开展院外护理会诊，如伤口造口护理、PICC置管和维护等。

2. 加强对外合作与交流。该院通过与卫计委人才管理中心合作，开设护理管理培训班，使医联体内各医疗机构护士长及护理骨干开拓管理思维，达到资源共享，共同进步。此外，该院还选送优秀老年护理专业方向护士参加省内外培训（安宁疗护、吞咽功能障碍、卒中护理、中医特色护理、互联网+护理及康复护理等），开展个案比赛、延伸护理大会发言及老年护理用具创新大赛等。

3. 接受外来人员进修。2015年至今，基层医疗机构人员到该院进修学习共 36 人，其中包括珠海西区及阳江市基层医疗机构、云南福贡人民医院等。

## 三 ┃ 特色 ┃

### （一）充分利用紧密型医联体开展老年护理

扎根珠海西区，借助大湾区区域优势及信息化建设，利用自身紧密型医联体建设，不断提升区域老年护理服务能力。

### （二）探索了医养结合的服务模式

九明医养中心与遵医五院紧密结合，利用该院各专科优势医疗资源，实现医养的有效结合，造福珠海西区老年人。

## 四 ┃ 主要成效 ┃

### （一）实现了对等的双向转诊

截至2019年10月31日，基层卫生院通过双向转诊系统向该院上转患者2 405人次，该院下转患者2 159人次。

### （二）提高了基层医务人员专业水平

该院近两年派出专家83人，总计1 286人次到基层卫生院带教、查房、坐诊；接收73名基层卫生医疗机构医务人员到医院进修学习；邀请医联体各成员单位相关医务人员参加继续教育讲座培训共146次，总计培训人数4 417人次。

### （三）增加了慢性病管理的签约人数

截至2019年10月31日，斗门区"三师团队"签约高血压病患者16 785人、糖尿病患者4 517人，总计21 302人。

### （四）老年护理科研初见成效

1. 获科研课题共9项。其中国家自然科学基金1项，香港中文大学联合研究课题1项，粤港澳合作课题1项及省市级课题多项。

2. 成功签约第二届粤港澳大湾区卫生健康合作项目2项。分别为护理研究及知识转化联盟、粤港澳大众对阿尔茨海默病与抑郁症认识研究项目，护理团队参与护理研究及知识转化联盟会议2次。

3. 发表论文。发表SCI论文3篇，中文期刊20余篇。

（雷敏　刘敏涓）

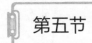 第五节

# 同质化护理管理模式<br>在医联体的推进与实施

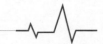

**编者按**：随着公立医院改革的不断深入，医联体作为亮点工程在医疗领域试点。为落实国家新医改方案 "安全、有效、便捷、价廉"的精神，缓解患者对基层或者地方医疗机构医疗质量不信任的尴尬，汕头市中心医院推行医联体同质化护理管理模式。医联体在规模、功能、运作复杂性等方面与医院存在差异，在医联体内进行护理区域联合体植入三级甲等医院的管理模式，实现与院本部护理管理同质化适应形势的发展，同步实现优质护理管理理念及优质护理资源的下沉。护理质量同质化管理对于提高成员医疗机构的护理服务水平，真正实现医联体的宗旨和使命具有至关重要的意义。

## 一 ┃ 背景 ┃

汕头市中心医院与9家基层医院签订协议，形成"一躯四翼"的医联体格局（图5-2）。该院采取横断面调查法对紧密型医联体的4家二级医院进行调查研究，了解医联体医院护理现状并进行原因分析，包括①工作效率欠佳：服务理念相对滞后、岗位胜任力不足、积极性差。②经济效益差：技术水平无法满足患者的医疗服务需求、患者流失、院本部患者不愿转诊至医联体后续治疗。③社会满意度低：患者就医未能达到预期效果，导致整体满意度低。针对这些问题，该院成立专项小组，制定汕头市中心医院《医联体护理建设实施方案》，由医联办制订各职能科室到医联体督导安排表、对接管理制度等。

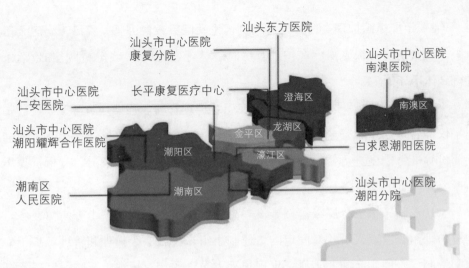

汕头东方医院

汕头市中心医院
康复分院

汕头市中心医院
南澳医院

汕头市中心医院
仁安医院

长平康复医疗中心

澄海区

南澳区

汕头市中心医院
潮阳耀辉合作医院

金平区

龙湖区

濠江区

白求恩潮阳医院

潮阳区

汕头市中心医院
潮阳分院

潮南区
人民医院

潮南区

图5-2  汕头市中心医院与9家医联体医院

## 二 | 具体做法 |

### （一）完善制度

1. 制订医联体护理同质化管理制度。

（1）根据护理学科的发展，不断完善护理规章制度、护理常规、岗位职责及质量标准。

（2）根据卫生行政部门下发的质量标准及时修订护理质量标准，并认真落实。

（3）每年制定护理质量管理目标和措施，并监督落实。根据护士长管理目标，每年对护士长管理能力及管理质量进行考评。

（4）每天将护士长夜查发现的问题及时反馈给护士长进行改进，并跟踪落实、评价效果。

（5）每月根据计划组织专项护理工作质量检查，提出整改措施，并跟踪落实整改效果。

（6）及时针对存在的护理质量问题或护理不良事件进行讨论与整改。

（7）实施和落实全院护理人员的业务培训计划。每月开展业务知识的学习和操作技术的训练及考核，不定期开展继续教育和举办短期学习班。

（8）定期组织护理查房、疑难病例讨论及健康教育讲座。各科（病房）每月组织一级查房、二级查房。在护理查房时，结合患者病情、家庭情况和生活条件进行具体指导。

（9）成立病区管理、基础和危重症患者护理管理。感染预防与控制、药物管理、仪器管理、患者安全、护理文书、教学培训、门诊等质量管理小组，根据质量评价标准每季度进行督导检查，了解各项工作制度的落实情况，分析护理工作质量，并在质量控制会上汇报。

（10）临床护士分层级管理。设立高级责任护士、责任护士等岗位，各班次均有护理组长。以人员相对固定的责任制小组来实施层级护理和管理。护士人力调配依照层级原则实施。当科室出现护理人员资源相对短缺，影响科室正常开展工作时，首先由护士长在本区内协调解决，以保证护理工作的正常运行。

（11）护理部设立人力资源储备库，储备一定数量的机动护士。当本科内调整仍不能解决问题时，科护士长向护理部提出申请，护理部调配人力资源对繁忙科室进行支援。

2. 制订医联体综合绩效考核指标体系。

## （二）优化操作流程

1. 管理制度化。

2. 提高质量。制订医联体护理质量标准，改善病区环境，优化流程，提升患者就医体验。①院本部建立护理管理人才库，根据医联体需求派驻护理人员下沉医联体，带动质量控制。2018年下沉医联体护理人员27人，2019年1—10月下沉48人。②组织相关人员到医联体开展理论培训、技能训练、质量检查等。③引进护理人才，通过招聘，引进学历高的护理人员。④选派人员到省内其他医院或院本部进修、学习。

3. 提升服务。

（1）改变观念。弹性排班、创建优质病房、开展优质护理服务等。

（2）转变医院社会形象。成立志愿者服务团队，开展义诊、义医活动，开展关爱行动等。

（3）操作遵循标准作业程序（SOP）。制订规范的操作指引，加强培训、考核。

### （三）夯实学科，助弱扶优

1. 扶持专科建设。扶持妇儿科、老年科、康复科等。

2. 推动新技术、新项目的开展。开展氧疗、PICC置管技术、专科评估等。

3. 协助解决疑难护理问题。成立微信群、开展远程护理会诊等。

4. 开展"互联网+护理"服务。若院本部出院患者到医联体单位，由医联体单位提供延伸护理服务。

## 三|特色|

汕头市中心医院在医联体内进行护理区域联合体植入三级甲等医院的管理模式，实现与院本部护理管理同质化适应形势的发展，同步实现优质护理管理理念及优质护理资源的下沉。提高成员医疗机构的护理服务水平，顺应国家卫生体制改革的方向，推进分级诊疗体系和医联体建设，是改善就医体验的必然要求。该管理模式实现了对基层医院的护理管理、技术能力的对口帮扶，形成以改善护理服务为核心的团队，以培训、质量控制、追踪等形式，发挥区域辐射作用，达到护理技术同质化，带动了基层医院的护理系统健康、快速发展，提升基层医院护理服务水平，助力健康中国建设。

## 四|主要成效|

1. 提升护理质量。带动医联体单位规范质量控制、技能考核、"三基"考核等。

2. 增加经济收入。2018年医联体医院的经济增长情况：耀辉合作医院增长率为249.53%，潮阳人民医院增长率为86%，南澳人民医院增长率为86%，金平区中医院增长率为28.94%。

3. 改善患者就医体验。住院患者满意度、医师对护理工作满意度得到提高。同质化管理开展前与开展后住院患者满意度比较，耀辉合作医院从83%上升至95%，潮阳人民医院从85%上升至97%，南澳人民医院从80%上升至95%，金平区中医院从90%上升至96%。

4. 填补新技术、新项目的空白。医联体医师对护士工作满意度开展同质化管理后比开展前上升，耀辉合作医院从81%上升至91%，潮阳人民医院从80%上升至96%，南澳人民医院从86%上升至95%，金平区中医院从90%上升至97%。潮阳人民医院开展首例B超引导下PICC置管术，输液港患者日常维护；南澳人民医院开展海岛PICC置管患者日常维护等。

5. 评优获奖。

（1）助力医联体护理服务，得到广东省护理学会的肯定，获模范带头引领称号。

（2）金平区中医院（中心医院康复分院）、南澳医院分别获"工人先锋号"荣誉称号。

（3）潮阳人民医院获"广东省护理学会首届《手术室护理实践指南》演讲大赛（二级医院组）一等奖"。

（4）院本部护士下沉医联体帮扶后撰写的论文《专科护士帮扶医联体基层单位区域辐射效果评价》获"2019护理管理新进展学习班暨护理质量改善项目及护理论文评选活动"二等奖。

（5）汕头市中心医院、潮阳人民医院、耀辉合作医院公私合作办医，获"广东医改十大创新典型提名"。

6. 激发学习热情。通过下沉帮扶，激发医联体单位护士的学习热情。2018年医联体医院护理人员到院本部培训人次：潮阳人民医院85人，金平区中医院29人，耀辉合作医院5人，南澳人民医院32人。2018年医联体医院护理人员到院本部进修人次：潮阳人民医院18人，金平区中医院1人，耀辉合作医院3人，南澳人民医院7人。

7. 提高团队凝聚力。积极开展技能竞赛与户外拓展活动。

8. 扩大社会影响。医联体医院服务得到患者及家属的肯定、社会的好评，多次受到家属的表扬并赠送锦旗等。

9. 服务乡村百姓。志愿者医疗队在周边乡村累计开展义医、义诊29场次，服务乡村老年群众近5 000人次；2018年完成家庭医师签约17 355份（户），对辖区内65岁以上老人新建健康档案771人；管理原发性高血压病患者2 560人，糖尿病患者1 288人，全年健康教育指导共4 071余人次；在管严重精神病患者管理档案830

份，定期随访，共随访1 400人次。

10. 实现对口帮扶。对基层医院的护理管理、技术能力对口帮扶，形成以改善护理服务为核心的团队，以培训、质量控制、追踪等形式，发挥区域辐射作用，达到护理技术同质化，带动了基层医院的护理系统健康、快速发展。

11. 确保护理安全。缩短医院间的差距，可以确保护理安全。

12. 延伸护理服务。护理服务从三级甲等公立医院延伸到基层医院，优质护理资源下沉到基层，专业护理人员下基层进行指导，使患者在基层医院就能享受全面的护理服务与卫生保健，极大地提高了患者的生命质量。

（周玉华　陈冰）

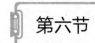 第六节

# 借力校院合作提升中医院水平

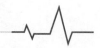

**编者按**：基层中医院在中医药服务的管理能力方面与大型中医院存在一定差距，中医药服务能力提升缓慢。政校合作是政府、医院、高校、群众互利共赢的创新模式。广州中医药大学顺德医院（佛山市顺德区中医院）通过校院之间管理、品牌、人才、科研技术、学科建设5个方面的合作，整合多方优势，提升基层中医院的中医内涵和中医药服务综合实力。该院校院合作模式开始以来，短短2年多时间内，通过与各专家团队的充分交流与合作，在中医内涵和医、教、研等各方面得到全面、快速提升，继续发挥顺德中医水平龙头作用，为推进顺德中医药文化发展、满足群众对美好生活的需求做出贡献，是校院合作成功的典型例子。

## 一 ┃ 背景 ┃

广州中医药大学顺德医院（佛山市顺德区中医院）于2017年2月正式成为广州中医药大学直属附属医院，标志着该院校院合作开始。借由校院合作这个契机，该院通过管理、品牌、人才、科研技术、学科建设5个方面的合作，整合多方优势，提升基层中医院的中医内涵和中医药服务综合实力，让群众享受到中医药服务带来的更好的体验。

## 二 ┃ 具体做法 ┃

1. 规范制度建设。该院引入大学体系医院管理模式，制定、修订中医药服务相关制度，规范中医药服务。

2. 引进专家团队。该院与10个广州中医药大学体系的专家团队签订了人才引进协议，10个团队分别是：肿瘤团队、骨伤团队、消化内科团队、胸乳外科团队、泌尿外科团队、心血管内科团队、不孕不育团队、中药研发团队、脑病科团队、针灸康复团队，专家到该院开展定期坐诊、手术、查房、病例讨论、学术交流、科研等工作，促进中医药服务共同进步。在专家教授团队的支持及带领下，该院陆续加入省级疾病联盟，学习先进的中医药服务管理理念、专科技术和人才培养等。

3. 培养专科人才。安排院内的医务人员和中层干部到广州中医药大学及其附属医院接受培训、进修，使人才交流的渠道更加顺畅。积极拓宽对外交流途径，保持与国际知名医学专家的联系与交流，培养一批具备国际视野、掌握先进技术的专科人才。

4. 建立名医工作室。该院陆续建立4个国家级和省级名医工作室，聘请省内外名中医专家来院坐诊并开展中医业务，充实名医馆建设，提供优质中医药服务。

## 三 | 主要成效 |

1. 逐年增加中医药业务量（表5-4）。

**表5-4 中医药业务量比较**

| 项目 | 2018年 | 2019年1—10月 | 增长率 |
| --- | --- | --- | --- |
| 全院中医治疗/人 | 1 989 | 2 328 | 17.04% |
| 中西医治疗/人 | 21 009 | 23 676 | 12.69% |
| 使用中医设备/人 | 12 719 | 15 967 | 25.54% |
| 使用中医诊疗技术/人 | 24 236 | 27 037 | 11.56% |
| 辨证施护/人 | 25 323 | 27 871 | 10.06% |
| 使用中草药/人 | 17 457 | 19 343 | 10.80% |
| 使用本院制剂/人 | 7 560 | 14 246 | 88.44% |
| 中医治疗A型病例/人 | 582 | 790 | 35.74% |
| 中医治疗B型病例/人 | 220 | 236 | 7.27% |
| 中医治疗C型病例/人 | 1 148 | 1 269 | 10.54% |

（续表）

| 项目 | 2018年 | 2019年1—10月 | 增长率 |
|---|---|---|---|
| 中西医治疗A型病例/人 | 4 281 | 4 846 | 13.20% |
| 中西医治疗B型病例/人 | 14 839 | 16 824 | 13.38% |
| 中西医治疗C型病例/人 | 861 | 983 | 14.17% |
| 使用骨伤手法/人 | 1 053 | 1 511 | 43.50% |
| 使用针灸/人 | 13 082 | 14 361 | 9.78% |
| 使用推拿/人 | 665 | 688 | 3.46% |
| 三级手术/人 | 3 885 | 4 406 | 13.41% |
| 四级手术/人 | 2 118 | 2 671 | 26.11% |

2. 提高中医药服务能力。2018年4月，该院派出8名病区护士长到广东省中医院参观学习，学习内容包括：中医特色技术、常见病的辨证施护方案、中医护理方案的应用、特色健康宣教等。回院后通过讲课和监督执行，逐步提升了该院中医药护理服务能力。

通过专家团队的指导，该院已独立成功完成多例高难度手术。消化内科在黄绍刚教授的亲自指导下，独立开展消化内镜逆行胰胆管造影操作和胃黏膜下肿物ESD（内镜下黏膜剥离术），截至2019年4月已独立开展ESD新技术近8例，对专科技术有着极为重要的突破，同时标志着该院消化内科临床及内镜技术水平再上新台阶；脑病科能独立开展颅内动脉瘤弹簧圈栓塞术、颅内动静脉畸形栓塞术等高难度手术，手术量及手术难度增加；心血管内科成功开展逆向循环肿瘤细胞介入技术、主动脉瓣夹层手术，完成复杂疑难冠脉介入手术6台，使该院冠心病介入诊疗技术有质的飞跃；骨伤科开展了多项新技术，经通道下脊柱微创融合技术和椎间孔镜颈椎间盘摘除、射频消融术合并神经根封闭术治疗腰椎间盘突出症等，在专科医疗技术上得到很大的提高；在中药研发平台建设、乳腺癌MDT、癌痛规范化治疗示范病房持续改进等方面，专家团队也充分发挥"传帮带"作用，有效地提升了该院学科建设、人才培养和中医药技术水平。

3. 提升专科建设水平。通过团队引进有计划、有侧重地提升五大专科建设水平，2019年2月该院顺利通过了广东省胸痛中心认证，2019年6月迎来了国家级胸痛中心专家的验收，进一步提升顺德地区急性胸痛救治水平。骨伤科团队加盟广东省中医院脊柱微创中心顺德分中心，还加入了岭南骨科医疗联盟，培养了一批骨干医师，提升了该院骨伤科建设水平。此外，该院正式加入广东省针灸学会肥胖专病联盟，在制定规范的中医体重管理方案、肥胖病的综合疗法方面取得经验。2018年5月，该院加入岭南妇科医疗联盟工作正式启用，推动不孕不育中西医特色治疗项目的建设与发展，为广大不孕不育患者带来福音。2019年上半年专家团队共出诊154次，共接诊患者2 098人次，快速提升该院各专科在本地区影响力及门诊服务水平，同时让顺德百姓足不出户就能享受到省级以上高水平专家的优质诊疗服务。

（蓝海　陈冰）

## 附录：2019年广东省改善医疗服务行动计划示范医院获评重点专科情况一览表

| 序号 | 单位名称 | 医院等级 | 是否高水平建设医院 | 国家临床重点专科及数量 | 省级临床重点专科及数量 |
|---|---|---|---|---|---|
| 1 | 佛山市第一人民医院 | 三级甲等 | 否 | — | — |
| 2 | 高州市人民医院 | 三级甲等 | 否 | — | — |
| 3 | 中山大学孙逸仙纪念医院 | 三级甲等 | 是 | 骨科、妇科、肿瘤科、内分泌科、口腔颌面外科、地方病专科（儿科血液专科）、泌尿外科、普通外科 9 | 消化内科、心血管内科、风湿免疫科、运动医学科、耳鼻喉科、产科、临床药学 8 |
| 4 | 广州医科大学附属第二医院 | 三级甲等 | 否 | 疼痛科、变态反应科 2 | 急诊医学科 1 |
| 5 | 中山市人民医院 | 三级甲等 | 否 | — | — |
| 6 | 南方医科大学南方医院 | 三级甲等 | 是 | 肿瘤科、整形外科、血液内科、消化内科、肾脏病科、神经外科、检验科、普通外科、口腔种植牙专科、骨科、感染性疾病科、妇科、产科、病理科。14 | 呼吸内科、麻醉科、内分泌科、皮肤病、神经内科、心血管内科、胸科、医学影像科（综合）、护理专科 8 |
| 7 | 南方医科大学珠江医院 | 三级甲等 | 否 | 神经外科、儿科 2 | 普通外科、检验科、泌尿外科、妇科 4 |
| 8 | 中山大学附属第一医院 | 三级甲等 | 是 | 重症医学科、肿瘤科、医学影像科、血液内科、心脏大血管外科、心血管内科、消化内科、手术科、肾脏病科、神经外科、神经内科、烧伤科、器官移植科、普通外科、内分泌科、麻醉科、临床药学科、康复科、检验科、急诊医学专科、呼吸内科、护理专科、骨科、妇科、耳鼻喉科、产科、病理科、变态反应科。28 | 泌尿外科、小儿外科、核医学科、胸外科、儿科 5 |

（续表）

| 序号 | 单位名称 | 医院等级 | 是否高水平建设医院 | 国家临床重点专科及数量 | | 省级临床重点专科及数量 | |
| --- | --- | --- | --- | --- | --- | --- | --- |
| 9 | 中山市小榄医院 | 三级甲等 | 否 | — | — | — | — |
| 10 | 梅州市人民医院 | 三级甲等 | 是 | — | — | — | — |
| 11 | 广州市第一人民医院 | 三级甲等 | 是 | 消化内科、老年病科 | 2 | 血液内科 | 1 |
| 12 | 深圳市人民医院 | 三级甲等 | 是 | — | — | 肾病科 | 1 |
| 13 | 惠州市中心人民医院 | 三级甲等 | 是 | — | — | — | — |
| 14 | 惠州市第三人民医院 | 三级甲等 | 否 | — | — | — | — |
| 15 | 深圳市龙华区人民医院 | 三级综合 | 否 | — | — | — | — |
| 16 | 广东医科大学附属医院 | 三级甲等 | 是 | — | — | 老年病科 | 1 |
| 17 | 阳江市人民医院 | 三级甲等 | 是 | — | — | — | — |
| 18 | 佛山市妇幼保健院 | 三级甲等 | 否 | — | — | — | — |
| 19 | 广州中医药大学顺德医院（佛山市顺德区中医院） | 三级甲等 | 否 | — | — | — | — |
| 20 | 佛山市中医院 | 三级甲等 | 否 | — | — | 内分泌科、脑病科、治未病科、儿科、肛肠科 | 5 |

（刘晓燕　张晓东）